AF300261

DÉPOT LÉGAL
Rhône
N° 571
1869

VUES NOUVELLES

SUR LA COMPOSITION CHIMIQUE

DU CÉRUMEN

ET SON RÔLE

DANS CERTAINES MALADIES DE L'OREILLE

Par J.-E. PÉTREQUIN

Ex-chirurgien en chef de l'Hôtel-Dieu de Lyon,
Professeur à l'École de médecine de la même ville, Chevalier de la Légion-d'Honneur,
Lauréat de l'Académie de médecine de Paris, etc.

Le cérumen est un de nos produits de sécrétion les moins étudiés ; c'est aussi un des moins connus ; les anatomistes ne sont guère allés plus loin que Bichat au commencement de ce siècle, et même, parmi ceux qui ont voulu s'écarter de sa voie, il en est plus d'un qui peut se reprocher d'avoir avancé quelque erreur. « Le cérumen , dit Bi-
« chat, est un fluide jaunâtre, épais et consistant, susceptible d'ac-
« quérir une assez grande dureté par son accumulation et son séjour
« dans le conduit auditif. Il tache le papier à la manière des huiles.
« Le calorique le ramollit, le boursouffle, et le réduit en un charbon
« peu volumineux, après en avoir dégagé une fumée épaisse et fé—
« tide ...; l'eau le dissout en partie, et en forme une espèce d'émul-
« sion jaunâtre. L'air l'altère fort peu, car il se conserve plusieurs
« années sans putréfaction. L'alcool a peu d'action sur lui. » (*Anato-*

mie descript., 1802, t. II, p. 485.) Les chimistes ont assez généralement négligé l'étude du cérumen ; et les pathologistes ne se sont guère préoccupés que de son accumulation plus ou moins exagérée dans le conduit auditif. Voici sur quels points ont porté nos recherches :

§ Ier. — Chimie médicale.

> Nous savons fort peu de chose sur le compte de l'organe de l'ouïe.
> BERZÉLIUS, *Chimie*, t. VII.

Sous le rapport chimique, on ne possède jusqu'à ce jour que les deux analyses de Vauquelin et de Berzélius qui, malheureusement, ne concordent point. C'est sans doute le désaccord de ces deux grands chimistes qui aura découragé leurs successeurs en leur ôtant l'envie de reprendre ces recherches : aussi voyons-nous s'abstenir et garder le silence la plupart de ceux que leur parfaite compétence autorisait à contrôler ces expériences, ou qui par la nature même de leurs ouvrages étaient appelés à élucider cette question, comme MM. Deguin (*Cours de Chimie*, 1847, 1 vol.); Robin et Verdeil (*Traité de Chimie anatomique et physiologique*, 1853, 3 vol. in-8), Regnauld (*Cours de Chimie*, 1854, 4ᵉ éd., 4 vol. in-12), Becquerel et Rodier (*Chimie pathologiq.*, 1854, 1 vol.), Mialhe (*Chimie appliquée à la Physiologie*, etc., 1856, 1 vol. in-8), Deschamps (*Manuel d'analyse chimiq.*, 1859, 2 v. in-8), Malaguti (*Eléments de Chimie*, 1863, 3ᵉ éd., 4 vol. in-12), Ad. Wurtz (*Chimie médicale*, 1864-65, 2 vol. in-8), etc.

Je dois ajouter qu'on remarque la même abstention et le même silence, — soit parmi la plupart des physiologistes, nommément MM. Adelon (*Physiologie de l'Homme*, 2ᵉ éd., 1829, 4 vol. in-8), Brachet, de Lyon (*Physiologie de l'homme*, 1ʳᵉ éd., en collaboration avec le Dʳ Fouilhoux, 1835, 1 vol.; 2ᵉ édit., 1855, 2 vol. in-8); Longet, (*Traité de physiologie*, 2 vol. in-8, 1855 et 1857); Cl. Bernard (*Leçons sur la physiologie du système nerveux*, 1858, 2 vol. — *Propriétés des tissus vivants*, éd. d'Algave, 1866, 1 vol. in-8), Vulpian, (*Leçons sur la Physiologie*, éd. de Bremond, 1866, 1 vol. in-8), Béclard (*Physiologie humaine*, 5e éd. 1866, 1 vol.), etc. ; — soit parmi les anatomistes, comme MM. P.-H. Bérard (*Anatomie de l'oreille*, Dict. de méd. en 30 vol. 1840), E. Rambaud (*Anatomie générale*, 1842, 1 vol. in-8), Burggraeve (*Anatomie de texture ou histologie*, 2e éd., 1845, Gand, gr. in-8), Jamain (*Traité élém. d'anatom. descript.*, 1853), Richet (*Anatom. méd. chir.* 1855-57), etc.

Enfin, nous avons à signaler la même lacune parmi les spécialistes qui se sont occupés de la pathologie de l'oreille, notamment MM. Saissy (*Maladies de l'oreille interne*, Lyon, 1827, in-8), Deleau (*Lésion des glandes cérumineuses* ; Gazett. méd. Paris, 1834), Kramer (*Malad. de l'oreille*, trad. de Bellefroid, 1841, Bruxelles, 1 vol. in-12), Hubert-Valleroux (*Malad. de l'oreille*, 1846, 1 vol.), Triquet (*Malad. des oreilles*, 1857, 1 vol.), Bonnafont (*Malad. de l'oreille*, 1860, 1 vol. in-8), Émile Ménière (*Thérapeutiq. des malad. de l'oreille*, 1868), etc. (1).

Quant aux écrivains, assez rares d'ailleurs, qui traitent de la com-

---

(1) On ne peut s'étonner de cette lacune quand il s'agit d'auteurs plus ou moins anciens comme Du Verney (*Traité de l'organe de l'ouïe*, 1683, in-12), Baillie (*Anatom. patholog.*, trad. fr. par Ferrail, 1803, in-8), Boyer (*Traité complet d'Anatom.*, 1810, 3e éd., 4 vol. in-8), W. Thomas Brande (*Manuel de chimie*, trad. fr., 1820, 2 vol. in-8), etc. ; mais on peut la regretter vivement quand il s'agit d'auteurs modernes et de spécialistes, surtout quand ce sont des hommes compétents comme Saissy, de Lyon, connu par ses *Recherches chimiques sur les animaux hibernants*, couronnées par l'Institut en 1808, et par ses *Expériences sur le dégagement de la lumière par la compression de l'oxygène*, mentionnées en 1811 par l'Institut, et louées par Thénard (*Chimie*, 3e éd. ; t. I, p. 136), etc.— Il n'y a rien sur ce sujet dans les trente premiers volumes du *Journal complémentaire* (1818 à 1828), ni dans les trente premiers volumes du *Bulletin de Thérapeutique* (1833 à 1846), etc. Les maladies de l'oreille sont même plus ou moins complètement omises dans certains traités de chirurgie, comme par exemple celui de Richter, la *Pathologie chirurgicale* de Lassus, le *Cours de Pathologie* de Simon et Hévin, le *Dictionnaire portatif de chirurgie* de Sue, les *Principes de chirurgie* de G. Delafaye, etc.

position chimique du cérumen, ils se partagent en deux camps ; les uns suivent Vauquelin, dont ils reproduisent l'analyse : tels sont MM. Itard (*Maladies de l'oreille et de l'audition,* 1821, 2 vol.), Gmelin (*Chimie organique,* trad. fr. par Iheichen, annotée par Virey, 1823, 1 vol.), Littré et Robin (*Dictionnaire de médecine de Nysten,* 10ᵉ éd., 1855), Pelouze et Frémy (*Traité de Chimie,* t. V, 1865), etc. — Les autres suivent Berzélius, dont ils donnent l'analyse : tels sont MM. Burdach (*Traité de physiologie* en 9 vol. trad. de Jourdan, t. VII, 1837), Lhéritier (*Chimie pathologique,* 1842, 1 vol.), Marchessaux (*Manuel d'anatomie générale,* 1844, 1 vol.), Sappey (*Anatomie descriptive,* 1852, t. II, p. 524), Cruveilhier (*Anatomie descriptive,* 4ᵉ éd., par Sée et Cruveilhier fils. t. II, 1865), etc.

Le professeur Gorgone, de Palerme, cherche à concilier les deux partis, en réunissant les deux analyses qui toutefois ne se prêtent guère à un fusionnement (*Anatomia descrittiva,* Palermo, 4 vol. in-8, 1840, t. Iᵉʳ).

ANALYSE DE VAUQUELIN.	ANALYSE DE BERZÉLIUS.
Une matière grasse.	Graisse soluble dans l'éther (oléine et stéarine).
Un mucus albumineux.	
Un principe colorant, amer.	Albumine.
De la soude.	Extrait jaune, amer, soluble dans l'alcool.
Du phosphate de chaux.	Matière extractive, soluble dans l'eau.
(Pelouze et Frémy, *Chimie,* t. V.)	Lactates de soude et de chaux.
	Pas de chlorure ni de phosphate soluble.

Ces deux analyses qui, aux yeux des chimistes, ont l'inconvénient de ne pas concorder, en présentent un plus grand encore pour les médecins en ce qu'elles ne leur indiquent point ce qu'il peut y avoir à faire dans les maladies de l'oreille où le cérumen joue un rôle.

La plupart des écrivains de la spécialité se sont évertués à expliquer ses usages apparents, et ils n'ont guère abouti, comme aussi les anatomistes et les physiologistes, qu'à répéter ce que Du Verney disait il y a près de deux siècles : « La cire ou espèce de glu qui se trouve

« dans la partie antérieure du conduit arreste les ordures et les in-
« sectes qui peuvent entrer dans l'oreille (2) et qui ne manqueroient
« pas d'altérer la peau du tambour. » (*Traité de l'organe de l'ouïe*,
1683, in-12, p. 71). Itard fait à ce propos une réflexion fort judicieuse : « Au lieu de chercher à connaître l'usage dont peut être le cérumen aux parties sur lesquelles il se répand, *il vaut mieux exposer quel-
ques-unes des propriétés chimiques qu'il est utile de connaître dans le
traitement des maladies du conduit auditif.*» (*Malad. de l'oreille*, 1821,
t. Ier, p. 134).

On lit dans le *Dictionnaire des dictionnaires de médecine*, au sujet
de l'engouement cérumineux (1841, t. VI) : « Il faut commencer par
ramollir le bouchon à l'aide d'injections dissolvantes ». L'auteur ou-
blie ici le point essentiel, c'était de nous dire quelles injections jouissent de cette heureuse propriété. P.-H. Bérard est plus explicite :
« Beaucoup d'auteurs ont conseillé de ramollir le bouchon à l'aide
d'injections huileuses, savonneuses, etc. » (*Dictionnaire de médec.* en
30 vol. 1840; t. XXII, p. 357). Quant à lui, nous verrons qu'il n'en est
pas enthousiaste. M. Triquet est plus affirmatif : « le traitement consiste à *dissoudre* les concrétions cérumineuses afin d'en faciliter la
sortie : c'est *dans l'huile* ou dans l'eau tiède *qu'elles se dissolvent le*

---

(2) MM. Littré et Robin écrivent dans la 10e éd. du *Dictionnaire de Médecine
de Nysten* (Paris, 1855) : « Le cérumen lubréfie le conduit auditif, s'oppose à
l'introduction des corpuscules qui voltigent dans l'atmosphère et repousse par
son amertume les insectes qui pourraient s'y loger. » — On lit aussi dans Berzélius : « Le cérumen parait avoir pour but d'empêcher les insectes de pénétrer dans
le conduit auditif, soit parce qu'il les retient en vertu de sa viscosité, soit parce
que son principe amer leur inspire de la répugnance. » (*Chimie*, 1833, t. VII,
p. 469). M. Triquet dit à son tour : « On croit que les poils protègent la membrane du méat contre le contact des substances mêlées à l'air. » (*Malad. d'oreill.*,
1857). Mon regrettable ami M. Ranieri Cartoni, dans ses *Notes* sur la *Chirurgie
de Richter* (trad. ital., t. VI, p. 619, Pise, 1842) émet à ce sujet des considéra-
tions analogues à celles d'Itard : « Si sono fatigati in vano gli autori a ricercare
e determinare il senso fisiologico di ciascuna parte componente l'orecchio. »

mieux ». (*Malad. oreill.*, 1857, p. 162). Cette croyance dans l'efficacité de l'huile était classique au XVIIIe siècle. On lit dans Heister (*Institut. chirurg.*, trad. fr. de Paul, 1770, t. III) : « Lorsque l'humeur cérumineuse s'est desséchée et endurcie plus que de raison, *il n'y a rien de mieux que de faire couler dans l'oreille un peu d'huile d'olive ou d'amandes*, ou quelques gouttes de lait chaud et les y retenir quelque temps, en inclinant la tête du côté opposé, etc. » (3). De nos jours, Kramer, en réservant l'huile pour les cas les plus difficiles, semble lui attribuer une vertu exceptionnelle : « Il est rarement nécessaire de faire précéder les injections aqueuses *d'instillations d'huile d'amandes douces pour ramollir le cérumen.* » (*Op. cit.*, p. 94). De son côté, M. Émile Ménière répète en 1868 : « L'huile est un bon adjuvant pour favoriser la sortie de cet amas cérumineux. » (*Thérapeut. malad. oreill.*, 1868, p. 26). L'huile a-t-elle réellement autant d'efficacité qu'on le dit ? J'en douterais un peu d'après ma pratique ; au moins aurait-il fallu chercher à démontrer la chose. Je suis le premier à re-

---

(3) Ravaton est dans les mêmes idées que Heister : « Pour guérir (l'engouement cérumineux), *on doit employer les injections des huiles adoucissantes* et les décoctions délayantes, telles que l'hydromel, l'huile d'amandes, etc. » (*Pratiq. modern. chirurg.*, 1776, t. I). Sam. Cooper, après avoir écrit : « L'injection d'eau tiède est préférable à tout », ajoute, sous l'empire sans doute des doctrines de ses prédécesseurs : « On ne réussit pas quelquefois le premier jour ; avant de recommencer le lendemain les injections, *on aura soin d'introduire un peu d'huile dans l'oreille.* » (*Dictionn. de chirurg.*, trad. fr., 1828, t. II). Si ce soin était vraiment si utile, pourquoi alors ne pas le recommander dès le début ? — Curtis dit avoir employé avec succès des instillations d'huile d'amandes douces à laquelle il ajoutait de la créosote (*Gaz. méd.*, Paris, 1839, n° 7). M. Bégin écrit de son côté : « De l'huile ou de l'eau de savon tièdes (voy. note 4) portées dans l'oreille, suffisent, s'il est besoin, ce qui est rare, pour ramollir la masse que l'on extrait ensuite à l'aide d'une curette. » (*Élém. de chirurg.*, 2e éd., 1838, t. II, p. 520), etc. A la fin du XVIIIe siècle B. Bell considérait ces instillations d'huile à un autre point de vue qu'il est bon de rappeler ici : « On commencera toujours par verser quelques gouttes d'huile dans l'oreille, non pour dissoudre la cire, car il y a d'autres dissolvants plus actifs de cette substance, mais pour lubréfier le passage et rendre la sortie du cérumen plus aisée. » (*Cours de chirurg.*, trad. de Bosquillon, 1796, t. IV).

connaître que le procédé opératoire est fort bien décrit par M. E. Ménière : « On verse quelques gouttes d'huile ; on fait une abondante
injection d'eau tiède ; le bouchon cérumineux est enlevé ; l'ouïe revient, etc. » Une description n'est pas une démonstration : la chose
est bien loin d'être toujours aussi simple et aussi facile. (Voy. plus
loin. § II).

Voici une série d'expériences que j'ai entreprises, pour éclairer
cette question, comparativement sur du cérumen durci et sur du
cérumen normal à l'état mou : — 1° J'ai fait macérer un fragment de
chaque dans de l'huile d'amandes douces : ils ne s'y sont dissous
ni l'un ni l'autre. — Ensuite, j'ai essayé successivement les meilleurs
dissolvants connus des matières grasses et des résines. — 2° Ainsi,
j'ai expérimenté avec un mélange d'huile et de glycérine ; je n'ai pas
obtenu de dissolution. — 3° J'ai répété l'expérience, sans plus de
succès, dans de la glycérine pure. — 4° J'ai eu alors recours à l'alcool,
dont j'ai mêlé une partie avec deux d'huile d'amandes ; l'état des
organes auditifs ne permettrait pas de l'employer pur : les morceaux
de cérumen ne s'y sont pas dissous. — 5° J'ai ensuite essayé un mélange d'huile d'olive et de térébenthine, vanté par Berzélius : « Quand
le cérumen, dit-il, s'amasse en quantité et s'endurcit, *on le ramollit
aisément* en versant dans le conduit un mélange d'huiles de térébenthine et d'olive, *qui rend la graisse liquide.* » (*Chimie,* trad. fr., 1833,
t. VII.) Je ne sais si, avec la moindre complication inflammatoire, on
pourrait impunément mettre en usage ce mélange ; mais je sais que
mes deux fragments de cérumen ne s'y sont pas notablement modifiés.
— 6° Une saine pratique doit imposer la même réserve à l'égard de
l'éther, comme l'énonce M. E. Ménière : « On a, dit-il, beaucoup
vanté l'éther ; c'est un dissolvant ; mais, comme il peut exercer une
action douloureuse, nous ne l'employons pas. » C'est un précepte
prudent ; mais ici je n'avais rien à risquer, je voulais seulement
compléter ma série d'essais : le résultat n'a pas été plus tranché
comme *dissolution* du cérumen. — 7° On a beaucoup vanté les injec-

tions alcalines (4); j'ai plongé mes deux cérumens dans une solution de soude caustique, et ils ne s'y sont pas dissous.—8°, 9° et 10° J'ai expérimenté successivement avec la térébenthine pure, le chloroforme et le sulfure de carbone, qui sont réputés dans l'espèce des dissolvants par excellence, et ils n'ont point opéré la dissolution que je cherchais. Il va sans dire que, si j'ai pu librement laisser ces divers menstrues longtemps en contact avec mes échantillons de cérumen dans des flacons ou des verres de montre, on ne pourrait pas impunément en faire autant dans le conduit auditif, en sorte que ce ne sont pas là des moyens pratiques, remarque qui s'applique aussi au suivant. — 11° « Giampietro conseille la teinture d'iode quand le cérumen a une consistance pierreuse, etc. » M. E. Ménière, qui relate cette indication, n'en donne pas son avis; mais j'imagine que l'auteur, qui reculait devant l'éther, reculerait bien davantage devant la teinture d'iode ; au reste, j'ai éprouvé que sur du cérumen durci elle n'agit pas mieux que l'alcool, et elle présente un danger de plus.

Je ne prétends nullement, on voudra bien le remarquer, que ces divers liquides, notamment ceux des six dernières expériences, n'en-

---

(4) On lit dans Léveillé : « L'accumulation du cérumen chez les vieillards est souvent une cause de surdité que j'ai fait cesser, en amollissant à l'aide d'injections *alcalines* cette substance solide, facile à enlever ensuite avec le cure-oreille. » (*Doctrine chirurg.*, 1812, t. III). Blandin au contraire intervertit l'ordre des deux temps de l'opération : « Il faudra extraire la plus grande partie de la matière cérumineuse avec une curette, et, de peur de léser le tympan, en emporter les dernières portions à l'aide d'injections *alcalines* dans le conduit auditif. » (*Dict. de Méd. et Chirurg. pratiq.*, 1834, t. XII). Ils ne donnent ni l'un ni l'autre la formule de ces injections alcalines.

Quant anx injections *savonneuses*, elles sont simples ou composées : M. Monfalcon écrit : « Les injections avec de l'eau tiède dans laquelle on a fait dissoudre un peu de savon médicinal produisent un fort bon effet. » (*Dict. de scienc. méd.*, 1819, t. XXXVIII). — Leschevin composait autrement son liquide : « L'eau dans laquelle on a fait fondre du sel marin et du savon, est très-propre à pénétrer et dissoudre la matière cérumineuse endurcie, et à en faciliter l'extraction. » (*Prix de l'Acad. de chirurg.*, éd. 1819, t. II). — Ces deux auteurs ne disent ni l'un ni l'autre avoir constaté la réalité des effets qu'ils annoncent.

lèvent rien au cérumen : la suite de ce travail prouve le contraire ; je dis seulement que la masse cérumineuse ne s'y est pas dissoute, et qu'on doit renoncer à l'espoir de les employer dans ce but, malgré tout ce qu'on n'a pas craint d'écrire à cet égard. Il est encore, dans les sciences, bien des assertions erronées qui se reproduisent de livre en livre sur la foi du premier auteur ; on ne songe pas à en faire le contrôle, ou bien le temps et les moyens manquent ; on répète la chose de confiance, et quand le moment est venu d'employer le moyen ou la recette qu'on préconise, on se trouve singulièrement désappointé par le résultat : c'est précisément ce que nous venons de voir pour le cérumen. Il est manifeste que les deux liquides les plus inoffensifs sont l'huile et la glycérine ; mais la clinique et la méthode expérimentale s'accordent pour conclure qu'on ne peut vraiment fonder sur elles tout l'espoir que la théorie faisait briller à nos yeux. M. Hubert-Valleroux a très-bien dit : « Les huiles et les injections médicamenteuses qu'on a conseillé d'instiller dans le méat auditif ne remplissent qu'imparfaitement l'indication. » (*Op. cit.*, p. 354.) — Voy. § II.

12° L'eau n'agit pas de même sur le cérumen mou, et sur le cérumen durci tel qu'il existe dans l'engouement cérumineux. — Traité par l'eau, le cérumen mou s'y divise : le liquide devient opalin et trouble ; une matière blanchâtre, comme cotonneuse, se dépose. Ainsi, l'eau dissout une partie et désagrége plus ou moins le reste. — Le cérumen durci, traité par l'eau, s'y gonfle beaucoup sans se diviser spontanément ; il s'en dissout très-peu : l'eau, décantée, laisse, après l'évaporation spontanée, un résidu à peine sensible, tandis que, dans le cas précédent, il était assez considérable. Ce cérumen gonflé peut, quand on le laisse dessécher, revenir à peu près à son état primitif ; une fois gonflé, il se divise sous un faible effort.

Cette intéressante expérience nous révèle comment réussissent les injections d'eau tiède dans l'engouement cérumineux. Ce n'est pas ici le lieu d'indiquer le meilleur procédé pour les pratiquer : nous en parlerons plus loin (§ II). Arrêtons-nous seulement sur le phénomène lui-même. Il faut d'abord bien s'entendre sur la véritable action de l'eau : la gratifier du titre de *dissolvant complet*, comme on l'a écrit, c'est dénaturer le fait; c'est plus qu'outrepasser la vérité, car ainsi on n'en représenterait qu'une face, et l'on masquerait l'autre. Ce que l'expérience nous permet d'énoncer, c'est que l'eau dissout une faible partie du cérumen durci, gonfle le reste, le ramollit, et tend à le désagréger, ou du moins à faire qu'il se divisera sous le moindre effort. Aucun autre des liquides essayés ne nous a paru produire le même résultat. C'est à l'emploi des injections d'eau tiède que la clinique a conduit nombre de praticiens à donner la préférence; H. Bérard écrit: « Le meilleur dissolvant, comme le prouvent les expériences d'Haygarth et la pratique de Saunders et d'Itard, est l'eau tiède que l'on pousse avec une certaine force et à plusieurs reprises. » (*Dict. méd.* en 30 vol., 1840, t. XXII.) M. Hubert-Valleroux répète à son tour : « Dans des expériences nombreuses faites à Chester, en 1769, Haygarth a trouvé que l'eau simple est le meilleur dissolvant du cérumen, et aujourd'hui on se sert généralement d'eau tiède pour pratiquer des injections. » (*Op. cit.*, 1846, p. 354.) Cette pratique n'est pas nouvelle : déjà, en 1683, Du Verney donnait à l'eau tiède le premier rang parmi les moyens qu'il énumère, et il y revient encore à la fin de sa nomenclature : « Dans l'obstruction qui se fait par l'endurcissement de la cire, il la faut rompre et détacher par le moyen des injections faites avec l'eau tiède, les décoctions émollientes, l'hydromel, l'huile d'amandes amères, etc... Quelques-uns emploient les eaux minérales, et en général on se sert fort utilement de tous les fiels d'animaux. Il y en a qui préfèrent l'eau tiède à toutes les liqueurs, etc. » (*Op. cit.*, p. 164.)—Voy. plus loin, § II.

Les expériences qui précèdent sur les propriétés du cérumen me semblent particulièrement utiles pour le médecin, parce qu'elles le conduisent à une pratique qu'elles éclairent et rendent rationnelle. Il restait à étudier la composition élémentaire du cérumen; et c'est ce que j'ai entrepris avec M. Émile Chevalier, pharmacien-chimiste à Lyon. La majeure partie de nos expériences ont été faites sur du cérumen normal à l'état mou, que M. le docteur Marmy a bien voulu faire recueillir exprès pour nous sur des militaires de 20 à 30 ans.

1° Le cérumen contient-il de l'eau ? et en quelle proportion ? C'est ce que n'apprennent ni l'analyse de Vauquelin, ni celle de Berzélius. Nous avons exposé du cérumen à 100 degrés dans une étuve pendant plusieurs heures ; il est devenu mou, sans entrer proprement en fusion (5), et il n'a perdu qu'une faible partie de son poids, ce qui montre qu'il ne contient que très-peu d'eau (proportion d'1/10). Après le refroidissement, il a pris une consistance plus ferme, analogue à celle de la cire, sans changer de couleur.

Nos divers essais nous ont fait voir que les meilleurs dissolvants pour l'analyse sont : l'éther, l'alcool et l'eau ; ils nous ont conduits à des résultats différents de ceux des deux grands chimistes que nous avons cités. Nous allons étudier à part chacune des substances que ces trois menstrues isolent successivement, et nous terminerons par l'examen du résidu qu'ils laissent indissous.

2° ÉTHER. — Si l'on traite *à froid* du cérumen par l'éther à 62, qu'on filtre le liquide et qu'on le fasse évaporer, il reste un résidu de matière grasse, opalin, de consistance molle, passant à l'état de liquide transparent sous l'influence d'une faible température. — Ce corps gras se dissout en entier dans l'alcool bouillant ; par le refroidissement il se sépare de la stéarine ; l'alcool passé au filtre, puis évaporé, abandonne un résidu semi-fluide d'oléine.

Ce corps gras, traité par la soude, forme un savon d'odeur désagréable qui, isolé par le chlorure de sodium, présente tous les caractères du savon fait avec les graisses.

---

(5) M. Itard dit, d'après Vauquelin : « Chauffé, le cérumen *se fond*, etc. » (*Malad. oreill.*, 1821, t. I). Burdach écrit, d'après Berzélius : « La chaleur fait entrer le cérumen *en fusion.* » (*Physiol.*, 1837, t. VII). M. Lhéritier dit aussi : « Chauffé, le cérumen *se fond.* » (*Chimie pathol.*, 1842, p. 621). M. Marchessaux répète : « Chauffé, il *se fond.* » (*Anatom. génér.*, 1844, p. 326), etc. Bichat ne s'y était pas trompé : « Le calorique le *ramollit*, le boursouffle, etc. » (*Anatom.*, 1802, t. II).

La facilité avec laquelle l'éther sépare du cérumen ces matières grasses nous autorise à dire qu'elles s'y trouvent à l'état de mélange plutôt que de combinaison.

3° ALCOOL. — Le résidu, que n'a pu dissoudre l'éther, repris par l'alcool à 95, donne un liquide ambré qui, filtré, puis évaporé, laisse une matière visqueuse, de consistance analogue à celle de la térébenthine, d'un jaune doré, sans odeur, d'une saveur amère, soluble dans l'eau.

En la brûlant sur une lame de platine, on obtient un résidu alcalin qui rougit fortement le papier de curcuma, lequel passe au rouge de sang. Vauquelin et Berzélius ont signalé dans le cérumen de la soude et de la chaux, dont la présence ne rend pas parfaitement compte de tous les phénomènes. M. Chevalier a eu l'idée d'y rechercher la potasse qui expliquerait mieux les faits. La solution aqueuse a fourni avec l'acide perchlorique un précipité cristallin de perchlorate de potasse. — La solution concentrée, traitée par l'acide sulfurique, donne une émulsion instantanée, et il se dépose une matière comme résineuse : cette matière, débarrassée par l'éther dans lequel elle n'est pas soluble, de l'excès d'acide sulfurique, puis dissoute dans l'alcool, laisse déposer un abondant précipité de sulfate de potasse, mêlé d'un peu de sulfate de chaux et de traces de sulfade de soude ; la liqueur, filtrée et évaporée, laisse un résidu d'un jaune d'or, visqueux, ne se desséchant pas complètement, atttirant fortement l'humidité de l'air, soluble dans l'alcool même étendu, mais insoluble dans l'eau, l'éther, le sulfure de carbone, l'essence de térébenthine : ainsi, cette matière, qui était primitivémement soluble dans l'eau, y devient insoluble dès qu'on lui enlève la potasse. Cette expérience montre le rôle important que joue la potasse dans la constitution du cérumen.

La solution aqueuse de la matière que l'alcool sépare après le traitement de l'éther est sans action sur le papier de tournesol, et ne précipite pas par les chlorures de calcium (6), de magnésium, de

---

(6) Elle précipite au contraire par le nitrate de plomb et le perchlorure de fer.

strontiane et de barium, ni par le nitrate d'argent ; l'absence de précipité par les deux derniers réactifs prouve qu'elle ne contient ni
sulfate ni chlorure, la présence de la chaux y est révélée par l'oxalate
d'ammoniaque qui précipite des traces d'oxalate de chaux.

Il résulte de nos essais que cette matière joue le rôle d'un véritable
acide lorsqu'on la met en contact avec les bases alcalines ou alcalino-
terreuses : ainsi elle forme des composés solubles dans l'eau et
l'alcool, avec la potasse, la soude, l'ammoniaque, la baryte, la magnésie, composés qui jouissent des propriétés des sels constitués
avec ces bases. Si on la brûle sur une lame de platine, on ne retrouve
aucun résidu. Nous ferons remarquer que la soude la dissout et donne
lieu à un produit soluble dans l'eau, qui devient presque sec à l'air.
En la combinant, au contraire, avec la potasse, on a un composé de
consistance visqueuse, hygrométrique, qui reproduit la matière primitive (7).

4° EAU. — La portion de cérumen que n'ont pu dissoudre ni
l'éther ni l'alcool, étant épuisée par l'eau, produit un liquide ambré,
qui, évaporé à siccité, abandonne un corps jaune-brun, se desséchant
complétement à l'air : ce corps est formé par la combinaison de deux
autres corps organiques particuliers, jouant le rôle d'acides avec la
potasse, un peu de chaux et des traces de soude ; ces corps sont
séparés des bases que nous venons de nommer par l'acide sulfurique (8) ; ils sont solubles dans l'eau, insolubles dans l'éther ; l'un

---

(7) Pour obtenir ces deux produits, la matière a été mise en conctact avec un
léger excès de carbonate de soude ou de potasse, puis traitée par l'alcool qui,
laissant indissouts les carbonates, n'a dissous que les composés formés par la
combinaison directe de ces bases : de cette manière nous avons été certains de ne
pas ajouter un excès d'alcali.

Nous avons opéré de même avec la baryte, la chaux et la magnésie ; nous
avons obtenu des produits qui se dessèchent d'une manière complète et laissent
un enduit qu'on ne peut mieux comparer qu'à un vernis dur et transparent.

(8) Cette décomposition doit, comme la précédente (voir 3°, *alcool*), se faire
avec beaucoup de soin et de réserve : car, si on ajoute trop d'acide sulfurique, il
deviendra presque impossible, avec les lavages les mieux faits, d'en débarrasser
complètement la matière organique.

d'eux seulement est soluble dans l'alcool. Nous ferons remarquer pour la seconde fois le rôle important que joue ici la potasse dans la constitution du cérumen, puisqu'en enlevant cet alcali à la matière dissoute par l'eau, matière qui était insoluble dans l'alcool, on la rend soluble en partie dans ce dernier liquide.

5° Résidu définitif. — Le résidu, resté indissous dans les trois liquides employés (éther, alcool et eau), a été examiné à part. — Toutes nos filtrations ayant été accomplies sur le même papier, il nous a été facile de recueillir la matière indissoute. Ce résidu tapisse le filtre ; desséché, il est comme parcheminé, et se détache aisément. Avec la loupe on y distingue une multitude de petits poils.

La soude caustique le dissout en partie. — Traité par l'acide acétique, il se désagrége complètement, et se dissout en grande partie. La dissolution, saturée par l'ammoniaque, ne donne aucun précipité.

Calciné, il laisse un résidu fortement alcalin, comme dans les essais précédents (voir 3° et 4°), résidu formé de carbonate de potasse, avec un peu de carbonate de chaux et des traces de carbonate de soude. — Le *résidu définitif* que nous étudions paraît, comme les corps dissous par l'alcool et l'eau, être un composé formé par la combinaison d'une matière particulière jouant le rôle d'acide avec les mêmes alcalis.

Au microscope, nous ne lui avons pas trouvé les caractères distinctifs du mucus ; et aucune de nos expériences n'a fourni des réactions propres à faire affirmer la présence de l'albumine. Nous avons aussi cherché les lactates alcalins, signalés par Vauquelin et Berzelius ; mais c'a été en vain ; on comprend que les corps, vraiment singuliers que nous venons d'étudier, aient pu amener cette confusion de leur part.

En résumé, nous avons trouvé de la potasse dans la matière que sépare l'alcool, dans celle que l'eau dissout et dans le résidu définitif. M. Em. Chevalier a calculé que, dans un gramme de cérumen, il y a environ 0,0757 de potasse.

Un fait nouveau ressort de nos recherches, c'est que la potasse joue ici le principal rôle : ce n'est pas à l'eau qu'est due la consistance molle persistante de ce produit de sécrétion ; car la faible proportion d'eau qu'on y rencontre et la facilité de son évaporation s'opposent également à cette hypothèse.

Si le cérumen peut longtemps rester exposé à l'air sans changer notablement, c'est à la potasse qu'il faut l'attribuer : en dehors des matières grasses qu'enlève l'éther, il est principalement formé d'un *savon de potasse* : est-il besoin de rappeler que les savons potassiques ont la propriété de rester *mous*, et qu'ils donnent une réaction plus alcaline que les savons sodiques qui sont *durs* (9) : deux caractères tranchés que nous avons constatés dans la série de nos essais.

D'après nos expériences, le cérumen renferme :

1° Un peu d'eau, soit un dixième ;

2° Un corps gras composé d'oléine et de stéarine ;

3° Un savon de potasse, soluble dans l'alcool et l'eau, insoluble dans l'éther à froid ;

4° Un savon de potasse, insoluble dans l'alcool, soluble dans l'eau, formé de deux substances particulières, l'une soluble dans l'alcool seulement et l'autre seulement dans l'eau;

5° Une matière insoluble dans l'éther, l'alcool et l'eau, sèche, et renfermant de la potasse, un peu de chaux et des traces de soude.

M. E. Chevalier formule ainsi l'analyse quantitative pour 1 gramme de cérumen :

Eau	0,100
Matière grasse dissoute par l'éther	0,260
Savon de potasse soluble dans l'alcool...................	0,380
Savon de potasse, soluble dans l'eau, insoluble dans l'alcool	0,140
Matière (organique?) insoluble...........................	0,120
Chaux et soude	traces
	1,000

(9) On lit dans MM. Pelouze et Frémy (*Chimie*, t. V, 1865) : « On distingue les savons en *savons mous* et en *savons durs* : les savons *mous* sont toujours à base de potasse, etc.;... les savons *durs* sont à base de soude, etc.;.. les savons *mous* ont une réaction beaucoup plus alcaline que les savons *durs*, etc.. — Les savons peuvent être coagulés (*précipités*) par un grand nombre de sels alcalins (carbonates de potasse et de soude, chlorure de sodium, sulfate de soude, etc.). »

Voilà pour le cérumen normal des adultes, voici pour celui des vieillards. Ce dernier est généralement plus coloré, d'une consistance plus sèche, à cassure comme résineuse.

Les composés qu'on y élimine successivement avec l'éther, l'alcool et l'eau, diffèrent beaucoup, quant à la quantité, de ceux des adultes; les proportions en sont changées comme le représente le tableau suivant dressé pour 1 gramme :

Eau	0,115
Matière grasse	0,305
Matière soluble dans l'alcool	0,170
Matière soluble dans l'eau	0,240
Matière insoluble	0,170
	1,000

Les éléments eux-mêmes, à part la différence des proportions, paraissent jouir des mêmes propriétés. Nous serions portés à croire qu'il y a un peu plus de soude et surtout plus de chaux. Mais une grande difficulté inhérente aux recherches qui nous occupent, celle de se procurer une provision suffisante de matière pour une longue série d'expériences, ne nous a pas permis de vérifier notre hypothèse avec la rigueur que nous avons mise dans tout le reste. Nous sommes néanmoins en mesure de formuler quelques conclusions utiles; ainsi les différences suivantes nous frappent surtout :

C'est d'abord la diminution de plus de moitié de la matière soluble dans l'alcool, matière qui a la propriété de conserver presque indéfiniment une certaine viscosité, et de contribuer par là à la mollesse persistante du cérumen;

C'est ensuite la proportion un peu plus forte d'eau (0,115 au lieu de 0,100) et surtout la quantité beaucoup plus considérable de matière soluble dans l'eau (0,240 au lieu de 0,140) et pouvant se dessécher d'une manière complète : deux conditions qui permettent au cérumen des vieillards de perdre davantage par la dessiccation, de façon à devenir plus dur en devenant plus sec;

C'est enfin le chiffre plus élevé de matière insoluble (0,170 au lieu de 0,120) qui, par sa seule présence, tend tout naturellement à imprimer plus de dureté à la masse.

Benj. Bell, dans son *Cours de chirurgie* (trad. fr. de Bosquillon, 1796, t. IV), signale un fait qu'il est bon de rappeler ici ; car il semble donner une importance particulière à ce que nos analyses ont révélé sur la composition savonneuse du cérumen : « Lorsqu'on soup-
« çonne, dit-il, que le *défaut de cérumen est la cause de la surdité,*
« il est quelquefois utile de faire passer une ou deux fois par jour
« dans l'oreille un peu d'huile d'olive ou toute autre huile douce ;
« *J'ai vu des cas où l'on introduit avec avantage un peu de savon mou*
« *dans le conduit :* outre que cette substance entretient de l'humidité,
« elle peut rétablir, en stimulant légèrement la membrane de l'o-
« reille, la secrétion du cérumen. »

Comme conséquence logique de ce rapprochement plein d'intérêt, j'ai été conduit à revenir sur l'action des solutions savonneuses comparée à celle de l'eau ; et pour m'en rendre un compte exact, j'ai institué les expériences suivantes, propres à contrôler les diverses assertions émises sur ce sujet.

13e et 14e expériences. — Une solution de savon blanc au dixième n'a pas donné un résultat satisfaisant ; une solution de savon vert, bien qu'ayant mieux réussi, a été loin cependant de se comporter mieux que l'eau.

15e expérience. — Nous avons aussi voulu vérifier jusqu'à quel point était vrai le dire des auteurs qui ont vanté le fiel de bœuf comme un bon dissolvant du cérumen ; au premier abord la chose paraissait vraisemblable, car le fiel semblait ramollir assez vîte le cérumen ; mais nous n'avons pas tardé à voir que son action laissait beaucoup à désirer, en la comparant à celle de l'eau ; cette dernière dissout plus rapidement la matière cérumineuse et, de plus, laisse un résidu moins abondant.

Le même poids de cérumen mis dans la même quantité de centimètres cubes d'eau, s'est, en moins de deux heures, complétement dissous ou divisé, avec la précaution d'agiter souvent le vase. La liqueur offrait alors l'aspect d'une émulsion blanche ; jetée sur un filtre, elle a été longue à passer : le liquide filtré était légèrement opalin, ce qui indiquait qu'une petite quantité de matière grasse était restée à l'état d'émulsion. Je tenais, pour pouvoir apprécier exactement la valeur des injections aqueuses dans l'engouement cérumineux, à connaître exactement la somme de matière cérumineuse que l'eau dissout, divise ou entraîne avec elle. Nous avons, dans ce but, évaporé le liquide filtré : il a laissé un résidu correspondant à $0^g,561$ pour 1 gramme, et renfermant les matières isolées successivement par l'alcool et par l'eau dans nos essais analytiques (voir 3° et 4°) : son poids excède de $0^g,04$ celui que nous avions trouvé pour ces matières réunies ; il est évident que cet excédant est dû à la matière grasse que l'eau a ici entraînée avec elle. — Le résidu resté sur le filtre, résidu que nous avions eu soin d'épuiser, renfermait la plus grande partie de la matière grasse du cérumen, et, de plus, la portion qui dans nos analyses s'est montrée insoluble dans l'éther, l'alcool et l'eau ; son poids était de $0^g,339$ pour un gramme de cérumen. Il est à noter que ce chiffre est plus faible d'environ $0^g,04$ que la somme des matières correspondantes calculées dans nos analyses (voir le tableau).

En définitive, l'eau dissout d'une manière assez complète environ les six dixièmes, soit près des deux tiers en poids du cérumen ; il est bon de noter que ce qui ne se dissout pas est si bien divisé que le mélange est comme émulsionné, ce qui, pour la pratique médicale, correspond à une solution suffisante.

Nous avons terminé nos expériences en recherchant si les corps particuliers, dont nous avons parlé plus haut comme jouissant de propriétés acides, se combinaient en quantité à peu près équivalente avec les bases. Nous n'avons pu expérimenter que sur le principe acide de la matière extraite par l'alcool, n'ayant pas une quantité suffisante des deux autres : nous l'avons combiné successivement avec la magnésie et les carbonates de chaux, de baryte et enfin de soude. Ces combinaisons, traitées par l'alcool à 95, ont été évaporées, et le résidu desséché au bain-marie jusqu'à ce qu'il ne changeât plus de poids ; il a été calciné alors jusqu'à destruction complète de la matière organique, et le dernier résidu pesé avec soin par M. E. Chevalier ; les chiffres, constatés par ces quatre expériences pour l'équivalent de la matière employée, se rapprochent assez pour nous autoriser à conclure que cette matière est un véritable acide. (Voy. § III.)

§ II. — **Pathologie spéciale.**

> Ne serait-ce pas s'aventurer un peu que de prétendre que les livres spéciaux ont dissipé tous les préjugés qui ont si longtemps voilé les questions les plus simples relatives aux maladies de l'appareil de l'audition ?
>
> MAX. SIMON,
> *Bullet. thérap.* 1846, t. XXXI.

Il nous reste à entreprendre pour la pathologie un travail analogue à celui que nous venons d'exécuter pour la chimie ; là nous avons tâché de détruire quelques erreurs et de créer une nouvelle théorie chimique du cérumen ; ici nous aurons à discuter des opinions hasardées, à relever des assertions fautives, et à établir la constitution et la symptomologie d'une maladie méconnue jusqu'à ce jour.

A l'égard du cérumen, on ne s'est guère occupé que de son accumulation plus ou moins exagérée dans le conduit auditif, et il faut dire qu'on ne s'est point accordé sur l'étiologie, non plus que sur le traitement. Les uns attribuent cette accumulation à un défaut de soin et de propreté ; Du Vernay disait en 1683 : « Si cette cire a ses utilités, elle a aussi ses inconvénients, et *si on n'avoit le soin de nettoyer l'oreille,* cette humeur gluante s'y amasseroit en trop grande abondance, s'y épaissiroit par son séjour et empescheroit enfin l'audition » (*Op. cit.*, p. 72). Ravaton répétait (10) un siècle plus tard : « La cire qui se rassemble dans l'oreille *par négligence*, s'y durcit et cause différentes maladies. » (*Chirurg.*, 1770, t. Ier, p. 366). De nos jours, on lit dans M. Hubert-Valleroux : « C'est surtout chez les personnes âgées et *peu soigneuses* qu'on rencontre l'engouement cérumineux. » (*Malad. oreill.*, 1846, p 353.)

Kramer proteste contre cette opinion comme erronée : « C'est à tort, dit-il, qu'on a attribué l'engouement cérumineux à la négligence et à la malpropreté des malades ; c'est un produit morbide qu'ils ne peuvent pas enlever eux-mêmes, parce que le conduit déjà très-sensible, le devient encore davantage par la subinflammation. » (*Op. cit.*, p. 92.) M. Bonnefont confirme ainsi cette manière de voir : « La plupart des praticiens regardent l'accumulation cérumineuse comme le résultat de la négligence et de la malpropreté : c'est là une grande erreur ; ces concrétions sont toujours la conséquence d'un affection morbide du conduit. » (*Malad. oreill.*, 1860, p. 182). Dès 1834, M. Deleau s'est nettement prononcé à cet égard, dans un mémoire sur la *lésion des glandes cérumineuses* : « L'engouement cérumineux reconnaît pour cause une phelgmasie préexistante de la partie interne du conduit auditif, survenue lentement, possédant parfois les caractères d'une affection dartreuse, ou succédant à un catarrhe, etc. » (*Gaz. méd.*, 1834, p. 242.)

On ne saurait nier qu'il n'y ait d'ordinaire une complication inflammatoire ; mais certains auteurs ne veulent y voir qu'une phlogose *consécutive* : « Le cérumen, dit M. Hubert-Valleroux, est un véritable

---

(10) Col de Villars écrivait à la même époque : « *Quand on laisse amasser* la cire en trop grande quantité, *elle remplit tellement le conduit que la perception des sons en est diminuée.* » (*Cours de Chirurg.*, 1759, t. I.) M. Triquet répète à son tour, un siècle plus tard : « Le plus souvent les accumulations de cérumen sont *uniquement dues à l'incurie des malades*, à l'oubli des soins de propreté. » (*Mal. oreill.*, 1857, p. 159.)

corps étranger qui souvent, après un certain temps, devient dur et résistant, etc. Le tégument du conduit auditif s'injecte, et il arrive dans certains cas qu'une véritable inflammation s'en empare » (*Ib.* p. 352). M! Triquet reproduit une explication analogue : « La pression qu'exercent les concrétions cérumineuses sur les parois du conduit détermine un peu d'inflammation ; cette inflammation fait détacher l'épiderme qui vient revêtir la concrétion,..... en augmentant son volume. — Joignez à cela que cette inflammation arrive le plus souvent à être assez intense pour amener la suppuration, etc. » (*Op. cit.*, p. 158). On lit aussi dans Sam. Cooper : « Le séjour de morceaux de cérumen durci peut à la longue, si on n'y prend soin, déterminer des ulcérations de la membrane du tympan ou d'autres lésions sérieuses. Ainsi, dans un cas, Ribes et Chaussier ont trouvé le manche du marteau séparé de sa tête et couvert par du cérumen durci qui avait pénétré dans la caisse du tambour. » (*Dict. de chir.* — J'ai dû refaire, sur le texte anglais de la 4ᵉ éd. de Londres, en 1822, cette traduction française qui était pleine d'inexactitudes et d'omissions dans l'éd. de Paris de 1828). M. Hubert-Valleroux s'étonne de voir Kramer révoquer en doute l'observation de Ribes, et lui répond assez durement : « Entre un observateur comme Ribes qui a vu un fait conforme d'ailleurs à toutes les théories pathologiques, et M. Kramer qui nie ce fait parce qu'il ne l'a pas vu, le choix de nos lecteurs ne saurait rester douteux. » (*Op. cit.*, p. 353.)

Cette question n'est pas indifférente pour la conduite des traitements, comme on le verra plus loin : que l'inflammation soit *primitive* ou *consécutive*, il est toujours indispensable d'en tenir compte : la clinique enseigne que les opinions contraires émises sur ce point ont toutes les deux quelque chose de vrai, et qu'au lieu de s'attacher exclusivement à l'une ou à l'autre, il est plus avantageux de les admettre dans le cadre étiologique pour éclairer les règles de la cure. Il sera bon de se ressouvenir de cette phrase qui résume assez bien les deux termes du problème : « Presque toujours il y a un léger degré d'inflammation, et peut-être bien est-elle autant la *cause* (11) que l'*effet* de l'accumulation du cérumen. » (P.-H. Bérard, *Dict. de Méd. en 30 vol.*, 1840, t. XXII.)

Le traitement s'est ressenti de ces divergences; Sam. Cooper dit, d'après Saunders : « Il faut user de tous les moyens propres à extraire le cérumen concrété; ..... comme l'*organe est*, du reste, *dans une intégrité parfaite*, le malade recouvre aussitôt l'ouïe » (*Dict. chir.*, 1828), M. Triquet dit, de son côté : « Il arrive fréquemment chez les enfants et les vieillards que le cérumen se concrétant oblitère le canal auditif, et donne lieu à une véritable surdité, dont le chirurgien peut délivrer le malade en peu d'instants. » (*Op. cit.*) M. Em. Ménière répète à son tour : « Le bouchon cérumineux est enlevé, l'ouïe revient, etc. » J'ai moi-même opéré plusieurs fois des cures de ce genre; mais il y a des exceptions qu'il faut signaler; M. Deleau a très-bien fait voir le revers de la médaille : « On aperçoit un amas de cérumen; on croit la cure facile; on promet même une guérison complète. Les premiers instants qui suivent l'extraction contentent le médecin et le malade; mais le lendemain ils sont tous deux déconcertés par la perte de l'ouïe qui de nouveau se déclare. » (*Gaz. méd.*, 1834, p. 242). Ces retours fâcheux, qui heureusement ne sont pas la règle constante,

---

(11) Les causes de l'engouement cérumineux sont multiples; en voici une que signale P.-H. Bérard : « Il faut admettre avec Itard que l'épaississement et la densité de la matière sécrétée contribuent beaucoup à l'accumulation du cérumen chez les vieillards. » (*Op. cit.*, p. 356.) — M. Max. Simon a dit très-judicieusement selon moi : « S'il est incontestable que l'engouement cérumineux des oreilles a le plus ordinairement son point de départ dans une irritation des tissus qui sécrètent le produit morbide, il n'est pas douteux que ce produit une fois formé réagit à son tour sur ces tissus et y entretient un état d'inflammation lente qui éternise le mal. » (*Bullet. thérap.*, 1846, t. XXXI, p. 339.) Enfin, on peut ajouter avec M. Bonnafont : « J'aurai plus d'une fois occasion de réfuter les opinions de Kramer, parce qu'il m'a paru attacher trop d'importance à l'affection locale et ne pas accorder assez d'attention aux causes générales. desquelles elle peut dépendre. » (*Malad. oreill.*, 1860, p. 184.)

sont à craindre quand il coexiste une subinflammation du méat; et je m'étonne que Kramer, qui prétend qu'il y a constamment une phlogose *primitive*, en tienne si peu compte dans ses observations. M. Bonnafont formule ici des conseils très-sages : « Si la surdité dépend uniquement de l'obstruction du conduit par le cérumen, aussitôt que ce corps est enlevé, l'ouïe se rétablit immédiatement, *tout n'est pas terminé cependant;* car il est rare que l'induration cérumineuse ne se complique pas d'une affection de la peau qui tapisse le conduit; il faudra donc... remplir les indications qui pourront se présenter. » (*Malad. oreill.*, 1860, p. 188). M. Deleau pousse la prudence jusqu'à recommander de ne pas enlever brusquement le bouchon, et de faire l'opération en plusieurs temps, pour ménager la sensibilité du méat et du tympan. M. Hubert–Valleroux insiste aussi sur ce procédé : « Il est irrationnel d'enlever d'un seul coup et sans précautions, comme nous l'avons vu faire, un tampon de cérumen logé depuis longtemps dans l'oreille. »

Telle est en substance l'histoire sommaire de l'engouement cérumineux, considérée aux points de vue qui peuvent nous intéresser : On voit qu'en tout ceci il ne s'agit que de l'accumulation plus ou moins considérable du cérumen dans l'oreille. Je tiens à faire observer que l'obstruction du méat poussée jusqu'à l'oblitération et la lésion de l'ouïe qui arrive jusqu'à la surdité, sont des périodes extrêmes d'une affection spéciale qui n'a point été étudiée. C'est là une maladie nouvelle dont je veux esquisser l'histoire; je n'en connais aucune description, et je ne l'ai vue figurer dans aucun traité didactique, dans aucune des monographies que j'ai pu consulter. Je n'ai insisté sur ce qui précède que parcequ'il y a d'utiles lumières à en faire ressortir pour notre objet.

Le mal n'est pas rare, mais il est méconnu; le malade ne se doute pas de la nature de l'affection, et le médecin pas davantage : c'est qu'il y a divers symptômes qui donnent le change, c'est que les phénomènes physiques développés dans l'oreille ne sont pas aisément accessibles au diagnostic de ceux qui n'ont pas une grande habitude de l'inspection qu'exige l'appareil auditif. Il en résulte qu'on a souvent prescrit une foule de remèdes qui manquaient leur effet, parcequ'ils n'allaient pas à l'adresse de la maladie réelle.

Les manifestations du mal sont variées : elles sont plus ou moins accentuées suivant la sensibilité des personnes ; plus ou moins vagues chez celles qui s'observent mal, elles prennent un caractère de netteté et de précision quand on a affaire à des esprits observateurs. Voici le tableau que je puis en tracer d'après l'expérience : le premier syptôme est un trouble de l'audition ; l'ouïe perd de sa finesse et de sa portée : il semble qu'un voile est étendu sur l'oreille et qu'il amoindrit les sons ; on ne peut suivre une conversation dans une société nombreuse : beaucoup de choses échappent ; il faut être près pour entendre ; ce phénomène est à l'oreille, ce que la myopie est à l'œil. Il y a d'ordinaire une hyperesthésie du méat ; le malade accuse un sentiment de gêne vers le tympan ; les bruits aigus le fatiguent et l'agacent ; dans une voiture, il souffre du roulement bruyant sur une route caillouteuse. En même temps qu'il perçoit mal les sons, il a des sensations anormales de bruits divers ; les bourdonnements s'ajoutent à la dysécée et l'augmentent. Cet état morbide, pour continuer ma comparaison, est à l'appareil auditif ce que la myodepsie est à l'appareil oculaire.

Ces malaises préoccupent le malade et l'indisposent autant au moral qu'au physique : il se plaint d'un sentiment de plénitude dans toute la région auriculaire ; il a des pesanteurs de tête ; il a des menaces d'étourdissements, qui lui font sans cesse appréhender le vertige, quand il a apparu une ou deux fois ; tout travail intellectuel devient difficile, et parfois impossible ; si l'on s'obstine et que l'on continue, les accidents empirent : il survient des tintements, des tiraillements dans la tête, une pesanteur au front, puis une céphalalgie énervante, etc.

La maladie peut être de longue durée : le plus souvent elle présente des rémissions inattendues, et parfois même des intermittences qui trompent le malade et le médecin, en les faisant croire à une guérison qui n'est qu'illusoire. Les rechutes, si on peut les appeler de ce nom, ont lieu pour la moindre cause : tantôt l'invasion du mal est brusque, tantôt elle est lente et progressive ; il y a ainsi des hausses et des baisses dans les accidents, qui peuvent de la sorte se prolonger plusieurs mois, même une année et davantage.

J'ai vu commettre les plus singulières erreurs de diagnostic : Les symptômes du côté de la tête ont fait redouter une menace d'apoplexie, et tout ce qu'on a fait dans ce sens n'a abouti qu'à aggraver le mal. Le plus ordinairement on prend cet état pour une névropathie, et alors on prodigue tout ce que la matière médicale renferme de remèdes nervins et antispasmodiques : en général tous ces efforts s'accomplissent en pure perte. D'autres fois, trompé par les douleurs vagues qu'accuse le malade, et frappé du caractère rebelle de la maladie, on prononce qu'il y a quelque métastase rhumatismale, et de guerre lasse on déclare l'affection incurable.

C'est le lieu d'insister en passant sur une fausse application qu'on fait ici des doctrines hippocratiques. Fourcroy qui, dans son *Système des connaissances chimiques* (an IX, t. IX, p. 370), consacre au cérumen un chapitre assez développé, mais peu substantiel, avec une conclusion différente de celle que MM. Pelouze et Frémy attribuent à Vauquelin (12), Fourcroy débute par ces paroles : « Le cérumen attirait beaucoup plus l'attention des anciens médecins qu'il ne le fait de ceux de notre siècle. Les écoles anciennes, comme l'a remarqué Bordeu, faisaient purger la vésicule du fiel par ce suc des oreilles ; Hip-

---

(12) « Vauquelin a donné le résultat suivant d'une masse de près de 6 grammes. Le cérumen est un corps composé de trois substances : 1º une huile graisseuse plus analogue à celle qui est contenue dans la bile qu'à toute autre matière adipeuse animale ; 2º un mucilage animal albumineux ; 3º une substance colorante qui semble aussi se rapprocher de celle qui fait partie de la bile par sa saveur amère et par son adhérence à la matière grasse. » (Fourcroy, *op. cit.*, t. IX , p. 375.)

pocrate s'occupait avec soin de sa considération dans les maladies;
et il en comparait la production avec l'écoulement de la bile. Les modernes ont tout à fait négligé ce genre d'observation, et il semble
qu'on ait oublié de nos jours l'analogie qui existe entre cette humeur
et celle que le foie sépare, etc. » Ces remarques, quelque peu satiri-
ques, de Fourcroy ne manquent pas de justesse. Hippocrate a signalé
le cérumen comme un produit de sécrétion qui doit être surveillé,
(*Édit. Littré.*, V, 481); il a noté, dans certaines maladies, les bourdonnements (VII, 11), et les tintements d'oreilles (VII, 34), et même
les concrétions qui s'y forment (VIII, 281); il a étudié la surdité dans
les fièvres (II, 689; — III, 23, 47, 123, 129, etc.) et les maladies
aigües (V, 519. — Voir *Coac.*, 186, etc.), etc. Il a, dans ses *Apho-
rismes* (*Aph.* IV, 28 et 60), mis en relief, l'influence des déjections
bilieuses sur certaines surdités, et réciproquement : « Quibus dejec-
tiones sunt biliosæ, superveniente surditate, cessant ; et contra
quibus surditas adest, biliosorum dejectione finitur. » Galien remarque judicieusement dans ses *Commentaires* (IV, 26 et 60), qu'il s'agit
ici, non de surdités anciennes et confirmées, mais des surdités qui
surviennent dans le cours des fièvres et qui ne dépendent pas d'une
lésion locale de l'organe auditif. C'est évidemment dans ce sens que
Celse a dit comme Hippocrate : « Nihil plus adversus surditatem quam
biliosa alvus potest,» (*De Re med.*, l. 2, c. 8. — Voy. aussi Hipp, *Coac.*,
617). Les modernes, il est vrai, n'ont pas répondu à l'appel de
Bordeu; mais les idées anciennes ne sont pas complétement tombées
dans l'oubli. On a vu, d'après Duverney, qu'en 1683, les médecins
recommandaient le fiel de bœuf dans l'engouement. Fourcroy avoue
lui-même, qu'en 1800, Vauquelin a signalé une grande analogie
chimique entre la bile et le cérumen. En 1857, M. Triquet écrit de
son côté : « Le cérumen est un liquide qui se rapproche de la bile ou
du fiel de bœuf. » (*Mal. oreill.*, p. 4), etc. — J'ai vu, dans le cas qui
nous occupe, des confrères insister sur la médication purgative, mais
sans succès; ils faisaient une application erronnée des doctrines hippocratiques; l'espèce de surdité qu'ils avaient à combattre n'était pas

de celles dont peut triompher cette méthode. Galien a très-bien posé l'indication ; et Hippocrate lui-même a cité des cas où *aucune purgation ne convenait.* (*Éd. Littré*, V, 237 et 433, etc.).

Quelle que soit celle des médications dont il vient d'être parlé, le mal résiste le plus ordinairement ; mais il faut dire aussi que, dans la plupart des cas, on commet une faute contre laquelle Kramer s'élève avec beaucoup de sens : « Tout, dit-il, fut employé sans le moindre soulagement, et, *ce qui est plus remarquable, sans qu'on s'avisât d'examiner une seule fois l'oreille affectée,* » (*Op. cit.*, p. 91). Il y revient à plusieurs reprises (Voy. p. 97, 98, etc.). M. R. Cartoni est le fidèle interprète de tous les spécialistes, quand, dans ses *notes* sur la *Chirurgie de Richter* (*Trad. ital.*, Pise, 1843, t. VII, 2ᵉ part., p. 229), il établit que la première condition pour le diagnostic et le traitement c'est l'examen direct : « Non si deve giammai stabilire il diagnostico stando a sintomi subiettivi ; bisogna sempre ricorrere alla ispezione oculare. » Toutefois cela n'est point aisé, et la chose présente plus d'une difficulté (13). Aussi le diagnostic demande-t-il beaucoup d'attention ; *il s'agit d'un peu de cérumen visqueux et diffluent, disséminé dans le fond du conduit et sur le tympan ;* sa couleur est rarement

---

(13) On ne saurait trop s'exercer à l'exploration du méat et du tympan, afin d'acquérir l'habileté nécessaire pour le diagnostic. On a compliqué la chose d'une foule d'instruments et de manœuvres qu'il importe de simplifier dans la pratique : une montre peut parfaitement suffire comme acoumètre pour apprécier l'état de l'ouïe. On tire le pavillon en haut et en arrière pour redresser le conduit où le regard peut alors plonger jusqu'au tympan. (*Voy.* Pétrequin, *Anatomie topographique*, 2ᵉ édit.) Depuis Fabrice de Hilden (à qui on attribue l'invention du speculum auris, peut-être à tort), on a proposé un grand nombre d'instruments pour faciliter cet examen. Je donne la préférence à un spéculum bi-valve construit sur le modèle de celui de Saissy, de Lyon, d'après les perfectionnements d'Itard et de Kramer. On met à profit la lumière solaire ; si elle est insuffisante ou si elle fait défaut, on a recours à un otoscope ; chaque spécialiste a voulu avoir le sien, si bien que le nombre en est devenu assez considérable. Qu'il nous suffise de dire que l'otoscope consiste essentiellement en un réflecteur destiné à concentrer la lumière artificielle dans le conduit et sur le tympan.

assez forte pour trancher sur le reste ; il n'en existe qu'une couche plus ou moins mince qui s'attache aux parties par ses propriétés de corps gluant. Ce que M. Bonnafond écrit sur la difficulté de diagnostiquer l'engouement cérumineux *profond*, peut à plus forte raison se répéter ici : « Quand les choses sont à ce degré, l'examen le plus attentif peut souvent donner le change, même à un praticien déjà exercé ; à *fortiori* l'erreur est-elle facile à ceux qui ne s'occupent guère d'un pareil sujet. Il m'est arrivé deux ou trois fois de commettre une pareille méprise. Le corps étranger était si poli, si près surtout de la membrane du tympan ! etc. » (*Mal. oreill.*, p. 162.)

Je ne me fais pas illusion sur le siège du mal ; c'est ce qu'il m'est facile de démontrer : Ainsi Kramer a très-bien observé que « l'engouement se fait beaucoup plus souvent au fond du conduit qu'à son entrée, où les poils se trouvent exclusivement. » (P. 92). M. Bonnafond confirme lui-même le fait : « La formation du bouchon cérumineux commence toujours à la partie profonde du conduit. » (*Op. cit.*, p. 181.) C'est là une des causes pour lesquelles on méconnait si souvent ce mal caché dans la profondeur du conduit.

Je ne me fais pas non plus illusion sur le rôle du cérumen dans ce cas de dysécée : On trouve les éléments d'une démonstration complète en compulsant des observations éparses dans les auteurs ; je me bornerai à citer les suivantes : Je tire la première des intéressantes expériences publiées, en 1853, par Kramer, sur la nature du bourdonnement : — En versant un peu d'huile dans le méat externe, il produisait constamment un bruit assez fort dans l'oreille *aussitôt que la première goutte touchait la membrane du tympan ;* ce bruit était plus sourd et s'accompagnait de sifflement dès que la membrane était recouverte de liquide. Enfin tous les bruits disparaissaient aussitôt que le liquide était enlevé. — D'autre part, Kramer a constaté que, « dans beaucoup de cas, l'altération mécanique du conduit auditif par le cérumen produisait la surdité, mais pas de bourdonnement, *seulement parce qu'il ne touchait pas la membrane du tympan.* (Voy. Triquet, p. 404 et 407.) — J'ajouterai que la moindre pression artificielle sur

le tympan détermine des bourdonnements, même des étourdissements et jusqu'à des vertiges, tous phénomènes que nous avons
notés plus haut dans la symptomatologie. Rappelons à l'appui ce
passage de M. Bonnafont : « Je pense, contrairement à M. Ménière,
que la membrane du tympan ne peut supporter le choc d'une forte
impulsion aqueuse sans quelques inconvénients. M. Ménière a dû
bien certainement rencontrer *des malades qui éprouvaient aussitôt
des vertiges*, et qui n'auraient pas tardé à être renversés si on ne s'em-
pressait de suspendre l'action de l'appareil. » (*Mal. oreill.*, p. 187.)

Je m'étonne qu'on n'ait pas été frappé de cet ensemble de faits et
qu'on n'en ait pas tiré déjà les mêmes conséquences que moi. On est
autorisé à résumer ces observations diverses dans cette conclusion,
dont la portée pratique semble avoir échappé jusqu'ici : « Il est re-
« connu qu'une cause spéciale de bourdonnement (*et de dysécée*) ré-
« side dans l'accumulation d'*une faible quantité de cérumen au fond
« du conduit près ou sur le tympan.* » (Triquet, *op. cit.*, p. 97.)

Une condition morbide, moins constante toutefois que la précédente, vient ajouter son action à la sienne, c'est l'agglutination des
poils du méat qui exerce aussi une influence sensible sur la lésion de
l'ouïe (14), et ce n'est point là un phénomène insignifiant ; car on
peut le considérer comme un symptôme de l'irritation qui siége dans
la peau du conduit, ainsi que Kramer l'affirme dans son livre : « On
se trompe en croyant que le cérumen s'attache aux poils fins qui se
trouvent dans le canal auditif sans que ce dernier soit malade d'ailleurs. » (*Op. cit.*, p. 9.)

Il résulte de cet état morbide du méat une difficulté particulière
pour le diagnostic : il est facile de prévoir que cette irritation du conduit, qui s'accompagne d'une sensibilité plus ou moins prononcée du

---

(14) « Une autre cause de bourdonnement réside dans l'agglutination des poils
du conduit par le cérumen à l'entrée du méat. » (Triquet, *ibid.*, p. 97.)

tégument dont il est tapissé, en rend l'exploration douloureuse, et par suite difficultueuse; en sorte que tout se réunit pour embarrasser ici le praticien. Quand il a réussi, il trouve une légère couche de cérumen, gluante, et diffuse dans le méat et sur le tympan : c'est là la source réelle des accidents, comme on peut l'induire avec moi des expériences et de la statistique de Kramer.

L'engouement cérumineux est une cause fréquente de surdité. Morgagni semble dire que c'est un accident assez rare à Padoue (*De Sedib. et caus. morbor.*, epist. XIV, n° II); mais il n'en est pas de même dans nos pays. Duverney disait, dès 1683 : « Je ne doute pas que cette espèce de surdité ne soit très-ordinaire » (*Op. cit.* p. 73), et, dans son ouvrage, il en donne plus loin la démonstration : « On trouve souvent la cire épaissie;...... c'est ce que j'ay observé dans plus de dix ou douze sujets dans le temps que je travaillois sur l'oreille. J'ay consulté plusieurs habiles chirurgiens là dessus, et je puys dire que j'ay plus de trente observations qu'ils m'ont communiquées, qui font voir que c'est l'espèce de surdité la plus commune, etc. » (*Ibid.*, p. 156). Aussi Kramer a-t-il, de nos jours, pu recueillir une statistique de cinq cent trente-sept cas de surdité par engouement cérumineux; et les livres de MM. Hubert-Valleroux, Triquet, Bonnafont, etc., en renferment aussi un grand nombre.

Dans tous ces cas, le mal est parvenu à son maximum. Or, il est évident que parmi les accidents qui débutent, tous n'arrivent pas à leur dernier période; et cependant les surdités par engouement cérumineux sont fort nombreuses. Cette remarque suffit pour montrer de quelle fréquence doit être la maladie dont je m'occupe, et quel intérêt par suite nos recherches peuvent offrir pour la pratique.

Le traitement est simple en général : il y a d'ordinaire deux indications à remplir, relatives, l'une à la cause locale du mal, l'autre à la cause générale qui ne doit pas être négligée. Il importe par dessus tout de se tenir en garde contre une erreur de diagnostic; Itard, Kramer, etc., en ont fait connaître un grand nombre d'exemples qui sont fort regrettables. On l'a dit avec vérité : « C'est là un ordre de faits qui ne trouvent point place dans les grandes discussions académiques et qui pourtant n'en sont pas moins utiles à bien connaître, si l'on veut éviter des erreurs qui sont très-nuisibles aux malades, en même temps qu'elles deviennent la confusion de l'art. » (Max. Simon, *Bullet. thérap.*, t. XXXI, p. 344.) Montrons l'écueil à éviter; il est à peu près le même que pour l'engouement cérumineux. Rappelons qu'on voit, dans Kramer, que chez un sujet hémorrhoïdaire, on supposa que les accidents que nous avons décrits du côté de la tête, devaient dépendre des hémorrhoïdes, et l'on appliqua force sangsues à l'anus, sans avantage pour la cure. Chez un autre qui souffrait d'une complication rhumatismale, l'insuccès du traitement, qui ne se fondait pas sur un diagnostic précis, porta à croire à une métastase, et l'on déclara incurable son affection, qui, heureusement pour lui, ne l'était pas. Chez un troisième, faute de bien diagnostiquer le mal, on mit en usage pendant plusieurs années les cantharides, les fomentations, divers remèdes internes, les eaux de Tœplitz et de Warmbrunn, l'homœopathie, etc.; ce fut en pure perte. — Les patients, dont la maladie se prolonge, se désespèrent. « J'ai vu, dit Itard (t. II, p. 23), des personnes qui étaient tourmentées de bourdonnements (avec dysécée), solliciter l'emploi des remèdes les plus violents, tels que le moxa, le séton, la cautérisation, et ne me demandant pour s'y soumettre qu'une faible espérance. »

Nous avons fait voir plus haut que, pour l'engouement cérumineux, l'injection aqueuse était le meilleur moyen ; nous avons montré comment elle agissait (15); on peut conjecturer qu'il doit en être de même

---

(15) Elles agissent en ramollissant le cérumen et en le désagrégeant bien plus qu'en le dissolvant; ce produit de sécrétion endurci serait dans beaucoup de cas réfractaire à l'action chimique des plus actifs dissolvants, comme en peut l'augurer de la description suivante : « Mélangé avec les débris épidermiques et les petits poils qui croissent à la surface de la membrane, le cérumen peut s'accumuler,

pour la suffusion cérumineuse du méat et du tympan. — L'accord
qui existe parmi les auteurs, au sujet des injections d'eau tiède, est
bon à rappeler ici. Nous avons vu Duverney les préconiser en France
dès 1683. Sam. Cooper, en Angleterre, est on ne peut plus explicite :
« L'injection d'eau tiède est le moyen le plus expéditif et le plus
efficace, et même le seul absolument nécessaire. » En Italie, M. Ranieri Cartoni n'est pas moins affirmatif : « Ogni altro liquido è del
tutto superfluo (*Notes sur la chirurg. de Richter*, t. VII, 2ᵉ part.).
Pour l'Allemagne, nous connaissons déjà les préférences, tout à fait
identiques, de Kramer. Voici comment Itard motive le choix qu'il fait
de ce moyen : « Il est facile de ramollir les amas de cérumen et de les
détacher peu à peu au moyen de douches d'eau tiède, données avec
une seringue à lavement. On a conseillé, pour remplir le même but,
les liquides alcalins, savonneux, huiléux, et autres préparations médicamenteuses; mais je puis assurer qu'aucun liquide ne vaut l'eau
chaude pour ramollir ou extraire ces matières, comme l'ont d'ailleurs
prouvé les expériences d'Haigarth, etc. » (*Malad. oreilles*, 1831, t. I,
p. 241.) Aux noms que nous avons déjà cités des spécialistes favora-
bles à la médication aqueuse, on peut ajouter ceux de la plupart des
auteurs classiques (16).

---

se dessécher et obstruer le conduit auditif dans lequel il forme un véritable corps
étranger. » (Richet, *Anatom. méd. chir.*, 1855.) Dans les cas de cérumen endurci,
B. Bell considérait les injections plutôt comme un agent d'expulsion que comme
un moyen de dissolution : « Le procédé le plus sûr et le plus aisé pour nettoyer
les oreilles est d'injecter suffisamment d'eau tiède, ou de tout autre liquide
doux, *pour entraîner toute la matière qui y est accumulée.* » (*Cours de Chirurg.*,
trad. de Bosquillon, 1796, t. IV.)

(16) MM. Roche et Sanson écrivent (*Élém. de Pathol. méd. chir.*, 1828, t. IV):
« Il faut tâcher d'amollir le cérumen endurci à l'aide d'injections faites avec de
l'eau chaude. On procède ensuite à son extraction avec des pinces et une curette.»
— On lit dans Vidal de Cassis (*Pathol. extern.*, 1840, t. IV, p. 40) : « Il faut dé-
layer le cérumen avec des injections d'eau tiède qui l'entraîneront en dehors. » —
M. Nélaton écrit à son tour (*Pathol. chir.*, 1848, t. II, p. 776) : « On peut, à

Kramer, à qui l'on serait peut-être en droit de reprocher son pronostic un peu trop favorable pour tous les cas, pourrait ici induire en erreur quand il avance que le traitement de tout engouement n'est que l'affaire d'une demi-heure : « Nous n'avons, dit-il, jamais vu d'engouement cérumineux qu'on n'aurait pas pu enlever par l'injection aqueuse dans l'espace d'une demi-heure. » (*Op. cit.*, p. 94.) J'ai moi-même opéré quelques cures très-rapides ; mais il faudrait avoir été servi par un hasard exceptionnel pour être autorisé à tenir le même langage que Kramer : l'expérience le dément ; car, non seulement tous les cas ne cèdent pas aisément, mais il en est même qui ne cèdent pas du tout aux injections. M. Bonnafont écrit à juste titre : « M. Ménière ajoute que rarement l'engouement résiste à ce traitement : *il en est pourtant des exemples, et j'en ai rencontré un assez bon nombre* qui réclament une médication plus active : c'est lorsque le cérumen, par suite de son mélange avec d'autres matières anormales, acquiert une telle dureté et une telle densité qu'il reste imperméable à toute espèce de liquide ; il faut alors l'attaquer par d'autres moyens chirurgicaux, etc. » (*Op. cit.*, p. 187.) C'est là, il faut le reconnaître, une exception, mais elle est réelle ; en moyenne il faut plusieurs jours : Sam. Cooper, bien qu'il pousse l'injection avec une certaine force et qu'il en fasse 6 ou 7 de suite (d'environ 2,000 grammes chacune), fait l'aveu que « souvent on ne réussit pas le premier jour ; il faut recommencer le lendemain, etc. » M. Bonnafont, qui pourtant a recours à l'action combinée des bains d'oreilles et des douches, établit une moyenne de plusieurs jours : « On

---

l'aide d'injections répétées, faire disparaître le cérumen en le dissolvant ; plusieurs liquides ont été proposés dans ce but ; mais l'eau tiède est le meilleur dissolvant. » Le *Dictionnaire des dictionnaires de médecine* (1841, t. 6), consacre cette pratique en ces termes : « L'eau tiède, poussée avec une certaine force et à plusieurs reprises, est généralement employée. Cela fait, à l'aide d'une curette ou d'un cure-oreille, on procède à l'extraction..... par fragments ou en totalité. »

renouvelle le bain local deux ou trois fois par jour pendant trois ou quatre jours, et au bout de ce temps la masse céérumineuse cède facilement à un jet d'eau continu poussé par une force légère. » (*Op. cit.*, p. 186.) Duverney, qui admet une moyenne plus large, termine par un conseil fort judicieux : « Le détachement de la cire se fait quelquefois dans cinq jours, quelquefois au bout de dix ou de quinze, ce qui fait voir que l'*on ne doit point se lasser de continuer les injections.* » (*Op. cit.*, p. 164).

J'ai cru devoir citer ici ces sages préceptes, parce qu'ils s'appliquent de tous points à la maladie qui nous occupe : on ne peut pas, et l'on ne doit pas, la guérir en une heure. Le traitement par l'eau tiède fera merveille, si l'on ne brusque rien. Duverney fait mention d'un chirurgien de Mons qui se rendit fameux pour la guérison des surdités, en « n'entreprenant, dit-il, que l'espèce la plus commune et la plus guérissable (surdité cérumineuse). » Nous avons souvent entendu parler d'un curé des environs de Lyon qui, de nos jours, avait acquis une grande vogue pour la cure de la surdité : l'eau tiède en injection faisait tout le secret de sa recette, au milieu des prescriptions diverses qu'il avait l'habitude de formuler.

Il est remarquable que c'est aussi la méthode que Celse préfère ; il distingue deux degrés dans l'engouement cérumineux, et débute par un judicieux conseil sur l'examen direct : « Dès qu'on commence à prendre l'ouïe dure (ce qui a coutume d'arriver surtout après des céphalalgies opiniâtres), il faut tout d'abord bien examiner l'oreille : on pourra y découvrir, soit une croûte comme il s'en forme sur les ulcères, soit un amas d'ordures. S'il s'agit d'une croûte, on instille dans l'oreille ou de l'huile chaude, ou du miel mêlé de verdet, ou du suc de poireau, ou bien de l'hydromel où l'on a dissout un peu de nitre ; dès que la croûte se détache, on fait dans l'oreille des injections d'eau tiède, afin de retirer plus facilement avec la sonde auriculaire cette croûte qui se désagrège d'elle-même. S'il s'agit d'un amas d'ordures, quand celles-ci sont molles, on peut les retirer avec le même instrument ; mais quand elles sont dures, il faut injecter du vinaigre tenant en dissolution un peu de nître ; et une fois qu'on les a ramollies, on doit de même nettoyer l'oreille avec une injection, puis la débarrasser avec l'instrument. » (*De Re med.*, VI, s. 7, n° 7) (17).

---

(17) Ce chapitre de Celse n'a pas été parfaitement compris : il établit en premier lieu la nécessité de l'inspection spéciale de l'oreille, règle indispensable à laquelle les modernes ont eu le tort de n'être pas toujours fidèles : «In primis aurem ipsam considerare oportet. » — Celse, dans l'engouement cérumineux, distingue deux degrés : « Apparebit aut *crusta*,... aut *sordium coitus*.» Dans le *premier cas*, il fait d'abord des instillations d'huile chaude, puis des injections aqueuses : «Si *crusta* est, infundendum est oleum calidum ,... atque ubi crusta a corpore recedit, eluenda auris aquâ tepidâ est, quò facilius ea *per se diducta* oriculario specillo protrahatur. » On n'a pas bien saisi tous les détails. Ratier traduit : « Lorsque la croûte s'est détachée, on injecte de l'eau tiède, afin de retirer plus facilement cette croûte avec le cure-oreille. » Ratier copie presque mot à mot Ninnin, et ils n'ont rendu ni l'un ni l'autre *per se diducta*. M. des Etangs l'omet aussi : « Quand la croûte se détache, on l'entraîne par des injections d'eau chaude, et il devient alors plus facile de l'enlever au moyen de la sonde auriculaire. » Si vraiment on l'*entraînait* avec l'injection, il n'y aurait plus à l'*enlever* avec la sonde. C'est dépasser le but ; la phrase « eluenda auris aquâ tepidâ » signifie qu'il faut *seringuer l'oreille avec de l'eau tiède*, afin qu'il devienne par là plus facile d'opérer l'extraction de la matière *per se diducta*, qui alors *se désagrège d'elle-même*. Chaque mot a un sens précis qu'il est besoin de rendre pour représenter fidèlement l'idée de l'auteur. — Passons au *deuxième cas*. Celse dit de l'amas d'ordures : « Cumque emollitæ sunt (sordes), eodem modo elui aurem purgarique oportet. » Ratier est ici fort incomplet : « Lorsqu'on les aura ramollies (ces ordures), on les retirera comme dans le cas précédent. » C'est tronquer l'original. M. des Etangs traduit : « On nettoie par le même procédé l'intérieur de l'organe, qu'on débarrasse entièrement. » Est-ce là bien reproduire les *deux temps* de la manœuvre ? le lecteur en jugera. Le *premier* temps est représenté par *elui aurem* qui correspond à la phrase qui précède, *eluenda auris aquâ tepidâ* ; on doit l'entendre de l'injection aqueuse. Le *second* est représenté par *aurem purgari* qui répond à *specillo protrahatur* qu'on lit plus haut ; on doit l'entendre de l'extraction du cérumen. Voilà les deux idées qu'il fallait rendre. Celse, dans le cas de cérumen endurci, conseille, pour le ramollir, d'injecter du vinaigre où l'on a fait dissoudre du nitre. C'est une recette qu'il emprunte à Hippocrate, qui, dans le livre *sur l'usage des liquides*, écrit que « le vinaigre, où l'on a fait fondre des sels, guérit les saletés dans les oreilles. » (*OEuvr. d'Hipp.*, trad. Littré, VI, 129).

Les anciens préconisaient contre les maladies des oreilles une foule de remèdes dont on peut voir la nomenclature dans Celse (l. VI, ch. vii, n°s 1 à 9), et Galien

Cet accord des anciens et des modernes sur la valeur des injections aqueuses, ne doit point être perdu de vue.

Il reste maintenant à choisir le meilleur procédé. Disons d'abord que la petite *seringue d'oreille*, qui est d'un usage vulgaire, est un instrument défectueux qu'on devra proscrire. Kramer la condamne avec raison : « Les petites seringues qu'on emploie ordinairement sont mauvaises, elles contiennent trop peu de liquide. » Cela est très-vrai : elles ne tiennent que quinze à seize grammes d'eau ; c'est trop peu. Kramer a proposé une seringue un peu plus grande, qu'il regarde comme suffisante, mais à tort; car elle ne contient que quarante-cinq grammes (18). Ce n'est pas sans motif que Sam. Cooper la trouve encore insuffisante : « Pour faire des injections avec succès, il faudra, dit-il, employer une grande seringue capable de contenir au moins 6 ou 8 onces de liquide (180 grammes à 240), et pousser l'injection avec une certaine force, etc. » On a vu plus haut qu'Itard se servait d'une seringue à lavement qui peut tenir 400 à 500 grammes. Selon M. Menière père, toutes ces seringues, quel que soit leur volume, sont insuffisantes pour agir sur une masse de cérumen durci : il leur préfère une pompe à double courant, plongeant

---

(*De compos. medicam.*, *sec. loc.*, l. III, c. 1); sous cette apparence de richesse se cachait une véritable pauvreté thérapeutique : c'étaient en général des recettes polypharmaques qui avaient le double inconvénient de s'adresser à un symptôme sans souci de la nature du mal, et de réunir des substances de vertus souvent contraires. Galien fait à cet égard une réflexion fort judicieuse : « Verum mirari rite licet plerosque medicos qui citra discrimen omnigena aurium doloris medicamenta conscripserunt, eaque commiscuerunt in unum ordinem redacta quæ vel maxime contrarias habent vires. »

(18) La seringue de B. Bell ne paraît pas avoir plus de capacité que celle de Kramer (*Voy.* B. Bell, *Cours de Chirurg.*, trad. de Bosquillon, 1796, t. IV, pl. LXIV, fig. 4); et elle nous semble passible des mêmes reproches, bien qu'on ait voulu dire que l'habileté de l'opérateur suppléait à la défectuosité de l'instrument: « En faisant un usage convenable de la seringue, dit Bell, ce que l'on apprend avec un peu d'expérience, on enlève entièrement la cire qui obstrue le conduit. »

dans une large cuvette, et garnie d'un long tuyau terminé par une canule en gomme.

Pour moi, je trouve de ces divers moyens, les premiers insuffisants comme on vient de le dire, et le dernier trop compliqué; il importe beaucoup non-seulement que le malade subisse chez le médecin le traitement qui lui est prescrit, mais encore qu'il puisse le faire et le répéter chez lui aussi souvent et aussi longtemps qu'il pourra être nécessaire. Il faut donc un instrument qui soit à sa portée, et facile à manœuvrer; rien ne m'a paru plus commode que l'irrigateur Eguisier (19) qui, une fois monté, fonctionne seul : il contient environ un litre de liquide; et dès qu'il est vide, rien n'est plus aisé que le remplir de nouveau. J'ouvre le robinet au tiers, à moitié ou aux trois quarts suivant le besoin, et je puis à volonté augmenter ou diminuer la force du jet, sans que jamais il y ait rien d'exagéré ; ce n'est plus seulement une injection, souvent interrompue, comme lorsqu'on se sert de seringues; c'est une douche à jet continu et prolongé; je renouvelle ces douches matin et soir, et, quand il y a nécessité, trois fois par jour : je fais employer chaque fois deux à trois et même quatre irrigateurs pour chaque oreille, quand elles sont malades toutes les deux ; rien n'empêcherait d'en employer même davantage, si le cas l'exigeait.

Je me trouve bien, lorsqu'il existe un état subinflammatoire du conduit auditif, d'ajouter de l'eau de mauve à l'eau tiède de la douche

---

(19) Je crois que la vulgarisation de cet irrigateur servira avantageusement à la pratique; c'est une simplification heureuse pour le traitement. Je tiens à faire remarquer en faveur de ma manière de voir, que M. Bonnafont est arrivé de son côté aux mêmes conclusions que moi : « Après avoir essayé l'emploi des pompes dont la manœuvre est une complication, j'en suis venu à me servir tout simplement de l'irrigateur Eguisier qui contient environ un litre d'eau, et au robinet duquel est fixé un tube en caoutchouc, d'un mètre de long, très-flexible, terminé par une canule dont le jet n'a pas plus de 3 millim. de diamètre. — Cet appareil, très-simple et très-commode, me donne la facilité précieuse de modérer ou d'augmenter la force du courant, etc. » (*Op. cit.*, p. 186.)

je remplace l'eau de mauve par une infusion de tilleul et de fleurs de
sureau quand j'ai affaire à des personnes nerveuses, ou par une
décoction de têtes de pavot quand il y a une grande sensibilité de
la partie malade. J'ai l'avantage, en continuant plus ou moins
longtemps l'emploi de ces moyens, de prévenir généralement les
rechutes.

Le traitement général ne doit point être négligé; et, selon moi,
c'est à tort que la plupart des auteurs omettent de le mentionner.
Je conseille un régime adoucissant et modéré; je fais tenir le ventre
libre à l'aide de lavements de guimauve; je fais prendre quelques
pédiluves au tilleul. Aux personnes affairées de la ville, qui ont
les nerfs ou le cerveau fatigués, qui souffrent de vertiges ou de tintements, etc., j'ordonne la cessation des travaux habituels, un chan-
gement d'air, un séjour momentané à la campagne, etc. S'il y a un
peu de nervosisme, j'ordonne les eaux minérales et en particulier
celles de Néris, de Plombières ou de Luxeuil.

Tel est l'ensemble des moyens qui m'ont le mieux réussi. Je
n'ignore pas que la plupart des spécialistes ont une conduite beaucoup plus simple : car ils se bornent aux moyens locaux, c'est-à-dire
à l'eau tiède à peu près exclusivement; mais je sais aussi qu'ils ont
souvent des rechutes à combattre; et, à mon sens, prévenir vaut
toujours mieux qu'avoir à guérir. Des moyens aussi innocents que
ceux que je formule ne sont pas passibles de graves reproches; et il
n'y a pas à balancer, selon moi, entre le léger inconvenient de les
prolonger plus peut-être qu'on ne le trouvera rigoureusement indispensable et le désagrément d'exposer à des récidives qui, certes, ne
font pas honneur à l'art, et qui sont pour les malades une source
incessante d'inquiétudes, quand celles-ci ne deviennent pas une
cause déterminante de maladie.

§ III. **Physiologie comparée.**

J'ai cru opportun de terminer mon Mémoire, afin de lui donner plus d'intérêt, par des expériences de physiologie comparée.

Des recherches de ce genre, convenablement poursuivies sur quelques mammifères, ne pouvaient qu'aboutir à des résultats avantageux, soit en venant confirmer nos conclusions premières, soit en ouvrant des points de vue nouveaux. Il y avait lieu d'espérer aussi que, dans les livres de la spécialité, on pourrait rencontrer, sinon une étude complète sur la matière, du moins des remarques de détail importantes à réunir.

Le premier traité que j'ai consulté dans ce dessein, a été la *Physiologie comparée de l'homme et des animaux*, par le professeur Dugès (3 vol. in-8, 1838-39). Dans cet ouvrage estimé, je n'ai, à mon grand étonnement, rien pu relever sur le cérumen, soit dans le chapitre sur l'oreille (tom. I), soit dans celui sur les sécrétions (tom. III).

Je me suis hâté de recourir à une publication plus récente et aussi plus spéciale; je veux parler du *Traité de Physiologie comparée des animaux domestiques*, par G. Colin (1854-56, 2 vol. in-8). Il est rédigé sur un plan analogue au précédent, et l'on y déplore la même lacune à l'endroit du cérumen, tant à l'article sur l'audition (t. I, p. 200), qu'à celui sur les sécrétions en particulier (t. II, p. 4-29).

J'ai pensé mieux réussir en m'adressant aux auteurs de monographies. Breschet est connu par ses savantes *Recherches anatomiques et physiologiques sur l'organe de l'ouïe dans l'homme et les animaux* (1re édit., Paris, 1833); or, c'est à sa plume qu'est dû l'article sur l'oreille dans le *Dictionnaire de Médecine* en 30 vol. (1840, t. XXII); j'imaginais qu'il aurait fait profiter cet article de ses recherches antérieures. Eh bien, le cérumen n'y est que mentionné. — J'ai pris

alors le parti de remonter à la 2ᵉ édition de la *Monographie* de
Breschet, qui a été insérée, en 1836, dans le tome V des *Mémoires de
l'Académie de médecine*. L'auteur n'y traite pas du cérumen ; et l'on
peut d'autant plus regretter qu'il ait passé sous silence sa composition chimique, qu'on lit, p. 288, un examen chimique comparatif
d'Ernest Barruel, sur l'humeur vitrée et sur l'endolymphe de la
grande roussette, et, p. 301, diverses analyses des otolithes du
turbot, de la raie, etc.

L'Ecole vétérinaire de Lyon s'est signalée par une foule de publi-
cations importantes ; j'ai parcouru les suivantes :

En 1843, le professeur Lecoq a publié son *Traité de l'extérieur
du cheval et des principaux animaux domestiques* (1 vol. in-8). Il
décrit avec soin l'oreille dans chaque animal, mais on n'y rencontre
aucune étude particulière sur le cérumen.

J'ai passé à une œuvre plus nouvelle : *Anatomie comparée des
animaux domestiques*, par M. Chauveau (Paris, 1857, in-8, avec fig.).
L'auteur se borne à rappeler que la membrane du méat « contient
« dans son épaisseur un grand nombre de glandes pelotonnées,...
« chargées de sécréter le liquide onctueux désigné sous le nom de
« *cérumen* (p. 769). »

Je présumais que, dans un dictionnaire, les auteurs en diraient
davantage, et j'ai pris le *Dictionnaire de Médecine et de Chirurgie
vétérinaires*, par Lecoq, Rey, Tisserand et Tabourin (1850, in-8).
A part l'article *cérumen* qui est tiré en partie du *Dictionnaire de
Nysten*, il n'est plus fait aucune mention de ce produit de sécrétion
aux mots *engouement, oreille, otile, ouïe*, etc.

Il serait superflu de produire une liste plus longue d'ouvrages ; il
suffira d'énoncer que de ceux que j'ai feuilletés en grand nombre, je
n'ai pu retirer aucun éclaircissement. Je dois m'en référer à un
aveu des auteurs du Dictionnaire vétérinaire que je viens de citer
(voy. *otite*), aveu qui servira de conclusion générale à tout ce qui précède, c'est qu'*on a peu étudié les maladies de l'oreille chez les animaux*.

Ainsi, tout ou presque tout reste à faire à cet égard ; et l'on peut dire que la question du cérumen chez les animaux est une question neuve. Pour ce qui est de l'homme, si l'on n'avait pas des analyses rigoureuses, du moins Vauquelin et Berzélius avaient ouvert la voie; mais je n'ai pu découvrir aucun essai de ce genre, en ce qui concerne les animaux. C'est, abandonnés à nos propres ressources, que nous avons entrepris les expériences qu'on va lire. Certainement il n'eût pas convenu de prendre au hasard les types à examiner; il valait mieux faire porter notre choix sur les mammifères dont l'appareil auditif a le plus d'analogie, dans sa partie essentielle, avec l'appareil humain; et je citerai à ce propos cette conclusion de Breschet : « On « voit, d'après l'exposé de la structure du labyrinthe dans le chien,... « le cochon,... le cheval,... la brebis,... le bœuf, etc., qu'il y a la « plus grande analogie et presque identité de forme et de structure « entre cet appareil chez l'homme et les mammifères. » (Breschet, *Mémoir. Académ. de Médecine*, 1836, t. V, p. 320.) Nous avons, M. Émile Chevalier et moi, examiné les types suivants :

CÉRUMEN DU PORC.

Il est d'une couleur noirâtre; il est très-mou au moment où il nous est remis, mais il ne tarde pas à prendre de la consistance : celle-ci augmente quand on le soumet dans une étuve à la chaleur de 100°.

Traité par l'éther, il donne une matière grasse, fortement colorée.

Avec l'alcool, on obtient une solution presque incolore, ne laissant qu'un très-faible résidu, qui attire beaucoup l'humidité. Ce résidu est formé d'une matière organique combinée avec la potasse.

Le traitement par l'eau produit un liquide foncé en couleur, qui abandonne un résidu assez coloré, très-soluble dans l'eau : l'acide sulfurique le décompose en deux corps organiques semblables à ceux que nous avons découverts dans le cérumen humain, et combinés de même avec la potasse.

Enfin, la matière restée insoluble sur le filtre, a fourni par la calcination un résidu constitué par du carbonate de potasse, des traces de chaux et de fer, et une quantité notable de silice. Cette dernière fait-elle partie intégrante du cérumen chez le porc, ou ne serait-elle pas plutôt introduite accidentellement par le sable et les poussières chez cet animal, qui a l'habitude de se vautrer dans la boue?

En somme, le cérumen du porc renferme pour 1 gramme :

Eau	0 101
Matière grasse, dissoute par l'éther............	0 300
Matière soluble dans l'alcool (savon de potasse)..	0 051
Matière soluble dans l'eau (savon de potasse)....	0 179
Matière insoluble (substance organique; potasse, silice, traces de chaux et de fer)	0 369
	1 000

Comparé au cérumen de l'homme, celui du porc nous présente plus d'une ressemblance : il a, comme lui, du savon de potasse; mais il offre aussi de notables différences : il y a beaucoup moins de matière soluble dans l'alcool, et trois fois plus de matière insoluble : ce désavantage est compensé en partie par une plus forte proportion de savon soluble dans l'eau et un chiffre plus élevé de matière grasse.

Le porc n'est pas le seul mammifère dont le cérumen se rapproche de celui de l'homme, bien qu'on ait à y signaler de notables différences. En voici d'autres exemples, empruntés aux races bovine et ovine (20).

---

(20) Nous devons les échantillons du cérumen de la vache, du chien et du cheval à l'obligeance de M. St-Cyr, de l'École vétérinaire de Lyon (il a fait recueillir les deux derniers par M. Wolff, élève de 3e année), et celui du mulet à M. Peuch, de la même école.

N'ayant pu peser de suite le cérumen du veau, du bœuf, du cheval, etc., il est possible que notre dosage de l'eau dans ces cas ne soit qu'approximatif.

CÉRUMEN DU VEAU, DU BŒUF, DE LA VACHE, ET DU MOUTON.

Nous ferons tout d'abord remarquer que les quatre échantillons qui vont suivre ont présenté ce caractère commun, que, calcinés sur une lame de platine, ils laissent un résidu très-alcalin, composé de carbonate de potasse, de même que chez l'homme.

Ajoutons que les substances organiques qui jouent le rôle d'acides, jouissent des mêmes propriétés que leurs analogues dans le cérumen humain ; leurs proportions seulement sont différentes.

La composition de ce produit de sécrétion paraît varier suivant l'âge dans la même espèce : ainsi chez le bœuf et la vache on rencontre une *matière colorante* jaune, soluble dans l'éther et que ce menstrue entraîne en dissolvant les matières grasses dont ni l'eau ni l'alcool ne peuvent la séparer. Chez le veau cette matière colorante est peu développée.

Le *cérumen du veau* est mou ; il graisse fortement le papier ; sa couleur est moins foncée : il est d'un jaune brunâtre. Il contient pour 1 gramme :

Eau 0 063
Matière grasse, avec peu de matière colorante. . 0 447
Matière soluble dans l'alcool (à base de potasse). 0 079
— soluble dans l'eau   (idem)   . 0 221
— insoluble 0 190
                                                          1 000

En somme le cérumen du veau, comparé au nôtre, renferme quatre fois moins de matière soluble dans l'alcool ; — presque une fois et demie plus de matière insoluble ; — mais, par contre, presque le double de matière grasse ; — et une fois et demie plus de matière soluble dans l'eau.

Le *cérumen du bœuf* paraît plus résistant que celui du veau ; il est

assez gras ; sa couleur est noirâtre, avec un fond jaunâtre. Il contient
pour 1 gramme :

> Eau 0 028
> Matière grasse, et matière colorante........... 0 485
> Matière soluble dans l'alcool (à base de potasse). 0 037
>   —   soluble dans l'eau   (idem)   . 0 142
>   —   insoluble.............................. 0 308

Comparé au cérumen humain, celui du bœuf a — sept fois moins
de matière soluble dans l'alcool ; — deux fois et demie plus de matière
insoluble ; — la même quantité de matière soluble dans l'eau ; —
mais presque le double de matière grasse.

Le *cérumen de la vache* offre les mêmes caractères physiques que
celui du bœuf ; il renferme par gramme :

> Eau 0 132
> Matière grasse, et colorante.................. 0 429
> Matière soluble dans l'alcool (à base de potasse). 0 067
>   —   soluble dans l'eau   (idem)   . 0 200
>   —   insoluble......................... 0 172

Le cérumen de la vache, si on le compare à celui de l'homme, renferme — un peu plus d'eau, — cinq fois moins de matière soluble
dans l'alcool, — trois dixièmes de plus de matière soluble dans l'eau,
— un quart de plus de matière insoluble, — enfin une fois et demie
plus de matière grasse.

Le *cérumen du mouton* est grumeleux ; il est moins mou que celui
du veau, et graisse moins le papier ; il est d'une teinte jaunâtre brune.
On y trouve par gramme :

> Eau 0 103
> Matière grasse, et matière colorante.......... 0 160
> Matière soluble dans l'alcool (à base de potasse). 0 043
>   —   soluble dans l'eau   (idem)   . 0 194
>   —   insoluble 0 500

On voit, en comparant ce cérumen à celui de l'homme, qu'il a —

un quart de plus de matière soluble dans l'eau, et huit fois moins de matière soluble dans l'alcool; ce qu'il offre encore de plus particulier c'est qu'il renferme beaucoup moins de matière grasse que le veau et le bœuf et même moins que l'homme, et qu'il est celui de tous qui a le plus de matière insoluble.

Jusqu'ici tous les cérumens que nous venons d'analyser se rapprochent plus ou moins de celui de l'homme en ce qu'ils sont, comme lui, à base de potasse. Mais on va voir que sa composition chimique varie dans la série animale. Nous avons expérimenté plus haut (Voy. § I, *Chimie animale*) que les corps particuliers que nous avons signalés dans le cérumen humain comme jouant le rôle d'acides, pouvaient se combiner avec différentes bases (21). Ces combinaisons que nous avons pu produire artificiellement avec la chaux et la magnésie, nous allons voir la nature les opérer elle-même dans les types suivants qui nous ont paru fort remarquables.

CÉRUMEN DU CHIEN.

Ce cérumen se présente sous forme de petites masses agglomérées, qui paraissent provenir d'individus différents. Leur couleur varie du jaune sale au brun foncé.

L'éther en sépare une matière grasse fortement colorée.

---

(21) Nous avons opéré des combinaisons successives d'une petite quantité de ces corps avec du carbonate de chaux, du carbonate de baryte, de la magnésie et du carbonate de soude. Ces combinaisons, traitées par l'alcool à 95, ont été évaporées et le résidu desséché au bain-marie jusqu'à ce qu'il ne changeât plus de poids, puis calciné jusqu'à destruction complète de la matière organique ; le dernier résidu a été pesé avec soin : M. E. Chevalier a trouvé les chiffres 4,040 et 4,054, puis 3,750, enfin 4,334, d'où il a tiré une moyenne approximative de 4,044. Les chiffres constatés dans ces quatre expériences pour l'équivalent des corps employés se rapprochent assez pour qu'il n'y ait pas à douter que ce sont de véritables acides. La suite de ce mémoire va en administrer une autre preuve.

L'alcool en extrait une matière soluble dans l'eau, n'attirant pas l'humididé. Elle s'émulsionne par l'acide sulfurique, qui isole une matière organique, soluble dans l'alcool, insoluble dans l'eau, mais pouvant s'y dissoudre si on la combine avec une base alcaline. — Nous avons constaté que la partie indissoute par l'alcool, est composée de sulfate de chaux.

Le résidu laissé par l'éther et par l'alcool, n'abandonne à l'eau qu'une faible proportion de matière organique que nous avons trouvée combinée avec la chaux.

Enfin, la portion que n'ont pu dissoudre les trois menstrues précités, donne par la calcination un résidu composé également de chaux, et en outre de fer et de silice. Nous dirons pour le chien, comme pour le porc, que, suivant toute probabilité, la silice doit provenir ici du sable et des poussières qui s'introduisent accidentellement dans les oreilles de ces animaux (22).

Un gramme de cérumen renferme chez le chien :

Eau	0 049
Matière grasse, isolée par l'éther..............	0 469
Matière soluble dans l'alcool (à base de chaux).	0 124
— soluble dans l'eau (idem) .	0 074
— insoluble (chaux, silice, fer)	0 284

En résumé, le cérumen du chien, comparé à celui de l'homme, contient —, de la chaux, au lieu de potasse, — moitié moins de

---

(22) Les chiens sont sujets à une espèce d'engouement cérumineux, dont je trouve un exemple remarquable dans le *Traité de l'extérieur du Cheval et des principaux Animaux domestiques*, par M. Lecoq : « Après l'arrachement des oreilles dans les jeunes (chiens) danois, il arrive souvent que la peau, n'étant plus retenue par la conque, se réunit par-dessus le conduit auditif, dont elle bouche l'ouverture. Le chien devient sourd, et, le cérumen s'accumulant dans le conduit, on est obligé de déboucher l'oreille par une opération qui soulage immédiatement l'animal, mais il est difficile d'empêcher l'occlusion de se renouveler. » (In-8°, 1843, p. 30).

matière soluble dans l'eau, — presque trois fois moins de matière soluble dans l'alcool, — plus du double de matière insoluble, — enfin près de deux fois plus de matière grasse.

CÉRUMEN DU CHEVAL ET DU MULET.

Chez les animaux que nous avons examinés jusqu'ici, le cérumen a présenté deux variétés principales : dans l'une, il avait la potasse pour base, comme chez l'homme ; c'est ce qu'on a vu dans la plupart de nos analyses ; dans l'autre, c'était la chaux qui en formait la base, comme on vient de le voir chez le chien. Nous allons maintenant passer à une troisième variété.

Le *cérumen du cheval* a un aspect noirâtre, résino-graisseux ; il est mêlé de beaucoup de petits poils. Si on le chauffe au bain-marie, la matière grasse se sépare en partie, ce qui indique qu'elle n'est qu'incomplètement mélangée.

L'éther isole de ce cérumen une matière grasse, fortement colorée.

Traité par l'alcool, il ne fournit qu'un très-faible résidu, fort hygrométrique, et semblable quant à ses propriétés physiques à celui qu'on retire du cérumen de l'homme. Avec quelques gouttes d'acide sulfurique, il ne paraît pas former d'émulsion, ce qui tend à prouver que le corps organique qui est mis en liberté, est soluble dans l'eau. Nous avons expérimenté que, si on calcine le mélange, il laisse pour résidu du sulfate de magnésie.

Avec l'eau on obtient un liquide ambré dont l'évaporation laisse un résidu assez abondant, n'attirant pas l'humidité de l'air, et se dissolvant, mais incomplètement, si on le reprend par l'eau. L'acide sulfurique sépare de ce résidu une matière organique qui joue le rôle d'acide. Nous avons constaté que la base, combinée avec l'acide sulfurique, est de la magnésie.

Le résidu, resté indissous après les trois opérations précédentes, est noirâtre ; il n'est pas désagrégé par l'acide acétique ; calciné, il laisse un résidu de magnésie.

Un gramme de cérumen de cheval donne, par la calcination, 0,04 de magnésie. Nous ferons observer que cette quantité équivaut presque (à cause de la différence des équivalents de ces deux bases) à celle de 0,075 de potasse que nous avons dosée dans le cérumen humain.

Le cérumen du cheval contient pour un gramme :

Eau... 0 039
Matière grasse séparée par l'éther, fort colorée.. 0 327
Matière soluble dans l'alcool (à base de magnésie). 0 092
   — soluble dans l'eau   (idem)   . 0 204
   — insoluble   (idem)   . 0 278

Ainsi le cérumen du cheval, si on le compare à celui de l'homme, renferme — de la magnésie, au lieu de potasse, — quatre fois moins de matière soluble dans l'alcool, — environ deux fois plus de matière insoluble, — presque une fois plus de matière soluble dans l'eau et de matière grasse.

Il nous a paru curieux, en raison même de ces résultats, d'établir ici un parallèle avec du cérumen provenant d'un solipède très-voisin du cheval; nous avons pris le mulet.

Le *cérumen du mulet* est d'un brun noirâtre; il est grumeleux, et graisse assez fortement le papier. Il paraît chimiquement semblable à celui du cheval, sauf les proportions qui diffèrent; comme ce dernier, il laisse, quand on le calcine, un résidu de magnésie.

Ce cérumen contient par gramme :

Eau.................... .... 0 174
Matière grasse, fort colorée.................. 0 261
Matière soluble dans l'alcool (à base de magnésie). 0 217
   — soluble dans l'eau   (idem)   . 0 217
   — insoluble   (idem)   . 0 131

On voit que le cérumen du mulet a pour base de la magnésie, comme celui du cheval, — qu'il contient le même chiffre de matière grasse et autant de matière insoluble que chez l'homme, — une fois et demie autant de matière soluble dans l'eau, — et presque moitié moins de matière soluble dans l'alcool.

En définitive, il serait possible de tirer de nombreuses conclusions de ce chapitre de physiologie comparée ; mais elles pourraient n'être pas toutes parfaitement rigoureuses et inattaquables. Nous ne voulons rien accorder à l'hypothèse ; nous sommes fermement résolus à nous en tenir aux faits ; nous désirons avant tout conserver à nos analyses, neuves dans la science, croyons-nous, leur caractère expérimental et non systématique. En conséquence, nous nous bornerons aux remarques qu'on va lire.

Le cérumen paraît, dans la même espèce animale, varier suivant l'âge, comme on est porté à le croire en comparant le veau au bœuf.

Le sexe semble aussi exercer une certaine influence, quand on confronte la vache avec le bœuf.

L'état de maladie devra aussi engendrer des différences, comme chez l'homme ; c'est un point sur lequel il sera bon d'appeler l'attention des écoles vétérinaires.

Dans l'état même de santé, le cérumen est-il toujours identique chez le même individu ? Nous posons cette question, en émettant un doute.

D'une manière générale nous dirons que tous les mammifères que nous avons examinés ont dans leur cérumen plus de matière grasse que l'homme, sauf le mulet qui en a la même quantité, et le mouton qui en a beaucoup moins. Une différence en sens inverse, et beaucoup plus tranchée, s'observe touchant la matière soluble dans l'alcool : tous en ont beaucoup moins que l'homme : le veau, la vache, le porc, le mouton et le bœuf sont les plus mal partagés sous ce rapport. Au contraire, pour la matière soluble dans l'eau, tous en ont plus que l'homme, à l'exception du chien ; de même, à l'égard de la matière insoluble, tous en sont plus chargés que l'homme, le mulet excepté ; la différence est énorme chez le bœuf, le porc et surtout le mouton.— J'ai dressé le tableau suivant pour que le lecteur puisse d'un coup d'œil embrasser tous ces caractères :

	homme	porc	veau	bœuf	vache	mouton	chien	cheval	mulet
Eau.....................	100	101	063	028	132	103	049	039	174
Matière grasse...........	260	300	447	485	429	160	469	387	261
— soluble dans l'alcool.	380	051	079	037	067	043	124	092	217
— soluble dans l'eau..	140	179	221	142	200	194	074	204	217
— insoluble...........	120	369	190	308	172	500	284	278	131

Enfin, si nous en venons à considérer les choses d'un point de vue plus élevé, nous verrons que, dans la série des animaux soumis à notre examen, le cérumen a présenté trois variétés principales : dans la première, qui paraît la plus nombreuse, car elle comprend le veau, le bœuf, la vache, le mouton et le porc, le cérumen est à base de potasse, comme chez l'homme ; dans la seconde, il est à base de chaux, comme l'analyse l'a révélé chez le genre chien ; et dans la troisième, il est à base de magnésie, comme le cheval et le mulet nous en ont offert l'exemple.

Lyon, Association typographique. — Regard, rue de la Barre, 12

www.ingramcontent.com/pod-product-compliance
Ingram Content Group UK Ltd.
Pitfield, Milton Keynes, MK11 3LW, UK
UKHW021712130726
13696UKWH00004B/1779